事例で学ぶ
食育と健康

木村　友子
西堀　すき江
　　　編著

加賀谷　みえ子
桑野　稔子
佐々木　弘子
辻　とみ子
内藤　通孝
林　紫
原　知子
藤井　恵子
堀田　千津子
松井　元子
　　共著（五十音順）

建帛社
KENPAKUSHA

はじめに

　21世紀は「心の時代」といわれ，人々の心を結ぶ「食」を課題に，国民一人ひとりが健康で幸せな人生を送れるように幅広く社会を見聞することや支援することが求められている。私達の食環境は，飽食の時代で物質面での豊かさが先行し，命を紡ぐ大切な食べ物を得ることへの感謝の気持ちを実感する機会が少なくなっているのが現状である。そこで，子どもの時からの「食」に関する教育の必要性が叫ばれ，近年大きな流れが生まれた。2005年4月から「栄養教諭制度」がスタートし，同年6月に「食育基本法」が公布された。これらの制度や法律の中では食育という言葉が，「子どもの時からの"食"について考える習慣を身に付け，"食"の安全，"食"の選び方や組み合わせ方，地産地消の食文化を継承，健康の確保等が図れること」，「幼児から高齢者までのすべてのライフステージの人々を対象に，"食"に関する知識や判断力を身に付けるための学習の取り組み」という意味で使われている。

　食生活の重要性が叫ばれ，より健康的な食習慣を身に付ける「食育」を推進する時代になったことは，管理栄養士・栄養士養成校としては大変歓迎する事柄である。栄養教諭などの「食育」の実践教育の専門家としてのさらなる資質向上が急務となり，職務の範囲も拡大してきている。その際，地域社会との連携・協力を進めていくことが望まれている。

　本書はこの現状を踏まえ，管理栄養士・栄養士養成校の学生や現在すでに管理栄養士・栄養士の皆様を対象にした実践教育用『食育と健康（栄養教諭の教育実習）』の教科書・教育実習書，キャリア支援書として，必須の基礎知識の修得と実践面での教育指導の技術，およびそれらの応用に資することのできるように具体的な記述を試み，内容はできる限り多くの最新情報を盛り込み理解しやすいように極力努め，実践の場での実習に役立つ内容を取り入れ，簡潔に解説した。

　本書は一般大学の教養課程で使用されることも視野に入れている。自分自身の「食」を考えると同時に，家族の「食」，家庭を持ってからの「食」，地域の「食」を考え，これからの生活をより豊かにすることを学んでいただきたい。

　本書を活用した皆様が，栄養教諭の教育実習や食育推進の専門家の支援者として，保育所，小・中学校，保健所・保健センター，高齢者福祉施設などの各領域チームの中で，食育の指導計画策定に参画し，職務を遂行する実力を身に付け，その専門性を発揮でき，地域社会で活躍されることを願ってやまない。

　なお，共著者は各管理栄養士・栄養士養成校の栄養教諭教育実習担当教員が多いが，実社会の多様な状況から執筆において不備な点もあろうと思われる。このような点については，ご容赦いただきたい。改訂の折に補足，訂正させていただく所存である。

　2008年3月

編著者

目　次

第 1 章　健康を支える食育入門 ……………………………（木村）…… *1*

- Ⅰ　食育の意義 …………………………………………………………………… *1*
- Ⅱ　健康と食育の関連性 ………………………………………………………… *2*
  - 1．行政サイドの食育への取り組み方 …………………………………… *2*
  - 2．食育基本法（2005年 6 月17日公布・ 7 月15日施行）について ……… *2*
  - 3．栄養教諭制度（2004年 5 月21日公布・2005年 4 月創設）について … *5*

第 2 章　食育の現状と課題 ……………………………………（桑野）…… *7*

- Ⅰ　食をめぐる現状と課題 ……………………………………………………… *7*
  - 1．食の外部化，簡便化 …………………………………………………… *7*
  - 2．食に関する知識・技術の不足 ………………………………………… *8*
  - 3．栄養バランスの変化 …………………………………………………… *9*
  - 4．食習慣の乱れ …………………………………………………………… *10*
  - 5．肥満と過度の痩身 ……………………………………………………… *10*
  - 6．生活習慣病の増加 ……………………………………………………… *11*
  - 7．食品の食べ残し・廃棄等 ……………………………………………… *12*
  - 8．食料自給率の低下 ……………………………………………………… *12*
  - 9．食　文　化 ……………………………………………………………… *12*
  - 10．食の安全 ………………………………………………………………… *13*
- Ⅱ　食育の背景と経緯 …………………………………………………………… *13*
- Ⅲ　海外の食育 …………………………………………………………………… *14*
  - 1．米国における状況 ……………………………………………………… *14*
  - 2．欧州における状況 ……………………………………………………… *15*
  - 3．アジアにおける状況 …………………………………………………… *15*
  - 4．世界保健機関（WHO）における状況 ………………………………… *15*

第3章　食材の機能性と食品の安全性・安心 （佐々木） ……*17*

Ⅰ　動物性食品の栄養と機能 …… *17*
1．一般成分 …… *17*
2．微量成分 …… *17*
3．生体機能成分 …… *19*

Ⅱ　植物性食品の栄養と機能 …… *20*
1．一般成分 …… *20*
2．微量成分 …… *21*
3．生体機能成分 …… *22*

Ⅲ　食品の表示，安全性 …… *22*
Ⅳ　トレーサビリティー …… *23*

第4章　食環境との調和─食農教育・フードマイレージと地産地消─
…………（松井）……*25*

Ⅰ　日本の食料自給率 …… *25*
1．新たな食料自給率の目標 …… *26*
2．自給率向上に向け重点的に取り組むべき事項 …… *26*

Ⅱ　食品の流通 …… *28*
Ⅲ　循環型の社会形成 …… *28*

第5章　食文化の理解と伝承教育 ……………（西堀）……*31*

Ⅰ　世界の食文化 …… *31*
1．4大主食文化 …… *31*
2．4大料理圏 …… *31*
3．3大食事作法 …… *32*
4．箸の文化 …… *32*

Ⅱ　日本の食文化 …… *33*
1．日本料理の歴史 …… *33*
2．日本料理の様式 …… *34*
3．食事作法 …… *35*

Ⅲ　日本型食生活 …… *36*

1．日本の伝統的な食生活………………………………………………………… *36*
　　　2．日本の現代的な食生活………………………………………………………… *37*
　　　3．スローフード運動……………………………………………………………… *38*
　　　4．日本型食事（主食・主菜・副菜・副々菜）………………………………… *38*
　Ⅳ　食文化の伝承……………………………………………………………………… *39*
　　　1．旬の食材………………………………………………………………………… *39*
　　　2．日本の行事食…………………………………………………………………… *40*
　　　3．郷土料理………………………………………………………………………… *40*

第6章　ライフステージと食育応援……………………………………… ***43***

　Ⅰ　乳幼児への食育………………………………………………（堀田）…… *43*
　　　1．乳幼児期の食育推進の考え方と到達目標…………………………………… *43*
　　　2．授乳・離乳の支援（0〜1歳頃）…………………………………………… *43*
　　　3．楽しく食べる食育（1〜2歳頃）…………………………………………… *48*
　　　4．生活習慣の基礎（3歳児）…………………………………………………… *48*
　　　5．生活習慣の確立（4〜6歳児）……………………………………………… *50*
　Ⅱ　児童・生徒への食育…………………………………………（辻）…… *54*
　　　1．身体的特徴……………………………………………………………………… *54*
　　　2．児童・生徒における今日的な食育問題……………………………………… *54*
　　　3．行動変容と適正な食習慣形成―社会的認知理論
　　　　　（social cognitive theory：SCT）の応用………………………………… *58*
　　　4．食育の実践例―高学年：総合的な学習の時間における食育……………… *60*
　　　5．食支援の必要性と今後………………………………………………………… *64*
　Ⅲ　学校給食を中核とした食育…………………………………（林）…… *69*
　　　1．食育推進計画とその後の方針………………………………………………… *69*
　　　2．食生活実態調査の実施………………………………………………………… *70*
　　　3．食に関する指導………………………………………………………………… *72*
　Ⅳ　大学生への食育………………………………………………（辻）…… *86*
　　　1．身体的特徴……………………………………………………………………… *86*
　　　2．青年期における今日的な食育問題…………………………………………… *86*
　　　3．行動変容と食行動の適正化―行動変容段階モデル
　　　　　（the stages of change model）の応用……………………………………… *87*
　　　4．食育の実践例―専門教科・栄養教育実習において………………………… *87*

5．食育支援の必要と今後—栄養教育プログラムの開発………………90
　Ⅴ　高齢者への食育……………………………………………（藤井）……92
　　　1．安全・安心な食環境づくりに向けて………………………………92
　　　2．咀嚼・嚥下能力……………………………………………………94
　　　3．高齢者の栄養管理…………………………………………………95
　　　4．高齢者のための食事………………………………………………96
　　　5．高齢者のための調理の工夫………………………………………96
　　　6．高齢者のQOL………………………………………………………98
　Ⅵ　介護と食育…………………………………………………（藤井）……99
　　　1．摂食機能と介護食…………………………………………………99
　　　2．介護食の種類………………………………………………………100
　　　3．食介護のポイント…………………………………………………103
　　　4．摂食障害の評価と口腔ケア………………………………………106
　　　5．要介護者のQOLを支援するために………………………………107

第7章　生活習慣病予防と食生活……………………（内藤）……**109**

　Ⅰ　生活習慣病とは………………………………………………………109
　Ⅱ　主な生活習慣病と食生活……………………………………………110
　　　1．肥　　満……………………………………………………………110
　　　2．高脂血症・脂質異常症……………………………………………110
　　　3．耐糖能障害・糖尿病………………………………………………112
　　　4．高　血　圧…………………………………………………………113
　　　5．高尿酸血症…………………………………………………………114
　　　6．メタボリックシンドローム………………………………………114
　　　7．虚血性心疾患と脳血管障害………………………………………115
　　　8．悪性新生物…………………………………………………………116
　　　9．認　知　症…………………………………………………………119
　　　10．骨粗鬆症……………………………………………………………119
　Ⅲ　総合的食生活…………………………………………………………120

第8章　運動と健康管理……………………………………（加賀谷）……**123**

　Ⅰ　運動の必要性…………………………………………………………123

	Ⅱ	健康づくりのための運動基準2006　～身体活動・運動・体力～…… *124*
	Ⅲ	健康づくりのための運動指針（エクササイズガイド2006）……… *124*
		1．身体活動，運動，生活活動…………………………………… *124*
		2．健康づくりのための身体活動量の目標………………………… *125*
		3．身体活動の強さと量…………………………………………… *127*
		4．内臓脂肪を減らすための身体活動量の目標設定……………… *127*
		5．腹囲の測定方法………………………………………………… *128*
	Ⅳ	運動を始める前の知識………………………………………………… *128*
		1．運動の目的……………………………………………………… *128*
		2．メディカルチェックの目的…………………………………… *129*
		3．体力測定の目的………………………………………………… *129*
		4．心拍数を目安にして運動強度を決める方法………………… *129*
	Ⅴ	健康づくりのための運動………………………………………………… *130*
		1．主運動と補助運動……………………………………………… *130*
		2．準備運動と整理運動…………………………………………… *130*
	Ⅵ	運動の効果……………………………………………………………… *132*
	Ⅶ	家族で楽しむ歩数マップづくりと健康管理………………………… *132*

第9章　食事管理における調理の重要性……………………（原）…… ***135***

	Ⅰ	何をどれだけ食べるか………………………………………………… *135*
		1．リズムにのった食事の重要性………………………………… *135*
		2．食事内容の目安………………………………………………… *135*
		3．世界のフードガイド…………………………………………… *138*
		4．食生活指針と食事バランスガイド…………………………… *139*
	Ⅱ	調理・共食の重要性…………………………………………………… *143*
		1．おいしさの要素………………………………………………… *143*
		2．調理担当者が子どもたちの食行動を変える
		（野菜摂取を中心に）………………………………………… *144*
		3．食事の雰囲気が食意識や嗜好を変える……………………… *146*
		4．調理担当者の食意識と子どもたちの食事内容……………… *146*
		5．調理をすると大脳前頭野が活性化…………………………… *147*
		6．ま　と　め…………………………………………………… *147*

第10章　楽しい食卓の演出—食と豊かな心— ……（木村・西堀）…… **149**
 Ⅰ　6つの「こ食」の食事の食べ方 ……………………………………… 149
 Ⅱ　家族揃って食べる食事の利点 ………………………………………… 150
  1．食事の栄養バランスおよび栄養価を充足させる …………………… 150
  2．家族の人間関係づくりである ………………………………………… 150
  3．食事のマナーおよび規律づくりである ……………………………… 150
  4．食事を大切に思う心の育成である …………………………………… 150
 Ⅲ　心と食事の関連の疾病 ………………………………………………… 151
 Ⅳ　食事文化の伝承の意義とその活動 …………………………………… 152
  1．人間の暮らしに対する認識を育てることにある …………………… 152
  2．食器・器具は芸術性を高める ………………………………………… 152
  3．食の環境美を高める …………………………………………………… 152
 Ⅴ　世代をつなぐ食育 ……………………………………………………… 152

さくいん ……………………………………………………………………… 154

第1章　健康を支える食育入門

Ⅰ　食育の意義

　人間が心身ともに豊かな暮らしを営むためには，食生活のあり方が大きな役割を果たしており，「食」が人間の心身の健康に必須のものであると同時に，精神的な健全さへの影響も大きい現状にある。

　2005年7月，「食育基本法」が施行され，食育という言葉に国民の関心が集まっている。すでに100年も前に村井弦斎は，『食道楽』の本中に食育の必要性を述べている。人の健康保持，疾病予防，食事作法の是正などが主な食育の範囲と思われるが，法律では，健康と栄養問題の改善，食事バランスの確保や食行動の規則性，肥満と瘦身の解消，食料生産から地産地消の奨励，食の安全上の問題の発生，海外への依存，健康食品の扱い方，食べ物の廃棄の低減化，伝統ある食文化の継承など，広範囲の内容を国民に正しく理解してもらうための啓発を目的としている。

　最近の注目される食育の課題は，栄養と健康のレベルでは，メタボリックシンドローム（内臓脂肪症候群）の予防と国民の健康状態の改善であり，食環境での安全な食品の確保と適正な食生活の習慣づけが重要とされている。

　また，農業レベルでは食料自給率を高め，自国での食料の確保や適量の使用法は，食育の大きな課題である。

Ⅱ 健康と食育の関連性

　人類は地球上の生物的動物（哺乳動物・霊長類）のヒトで，脳の大脳皮質が著しく発達し，心の精神の世界を持ち社会を形成し，人間社会の一員として生きている。食育には①人体の健康維持を支える栄養を中心とする**栄養教育**（肉体的健康，生物的動物の人，生きるための食の営み，栄養学，栄養バランスの優れた「日本型食生活」の実践の促進，食品の安全性など）と，②人間の精神的社会的な健康維持を支える**食事教育**（精神的社会的健康，社会的動物・人間としての食の営み，食事学・文化人類学・食文化論，調理・加工・供卓・食べ方など）がある。

　ライフステージにおいて栄養教育と食事教育は同時に始まるが，人間が適切な食事をする習慣を身につける意味から食事教育が重要と考える。食事を大切にすることは，生活のリズムを整え，規則的な生活に導き，それが個人の健康にもフィードバックされる。その結果，肉体的，精神的，社会的にも「健康な人間」に成長していくことができる。そのことに鑑み，食育への取り組み方について簡潔に解説する。

１．行政サイドの食育への取り組み方

　食育推進は内閣府を中心に文部科学省，厚生労働省，農林水産省が連携して取り組んでいる。食育では，家庭，学校，地域の連携が必要であるが，学校での取り組みは文部科学省，健康については厚生労働省，食の生産，製造・加工，流通，消費といった一連の流れの取り組みは農林水産省である。その一部を紹介すると，農林水産省と厚生労働省では「次世代育成支援対策推進法」の同計画策定指針における食育の推進など，文部科学省では「食に関する指導の充実について」「栄養教諭」制度の2004年５月21日公布，2005年４月スタートなど，農林水産省では「食の安全運動国民会議」など，厚生労働省・文部科学省・農林水産省の３省合同は「健康づくりのための食生活指針」を策定し，厚生労働省と農林水産省の２省合同は生活習慣病予防のために「食事バランスガイド」を2005年６月策定，内閣府では「食育基本法」制定などがあげられる。本章では食育を主として「食育基本法」と「栄養教諭」制度の概要について述べる。

２．食育基本法（2005年６月17日公布・７月15日施行）について

　食育基本法は食育の位置づけを記述した「前文」と「目的」，「基本理念」，国などの「責務」，「食育推進計画」，「基本的施策」，「食育推進会議の設置」などについて条文を設けている。

1）前文

『(前略)子どもたちが豊かな人間性をはぐくみ,生きる力を身に付けていくためには,何よりも「食」が重要である。今,改めて,食育を,生きる上での基本であって,知育,徳育及び体育の基礎となるべきものと位置付けるとともに,様々な経験を通じて「食」に関する知識と「食」を選択する力を習得し,健全な食生活を実践することができる人間を育てる食育を推進することが求められている(後略)』と謳っている。

2）目的

『(前略)国民が生涯にわたって健全な心身を培い,豊かな人間性をはぐくむための食育を推進することが緊要な課題となっていることにかんがみ(中略)施策を総合的かつ計画的に推進し,もって現在及び将来にわたる健康で文化的な国民の生活と豊かで活力のある社会の実現に寄与することを目的とする(第1条)』。

3）基本理念

国民の心身の健康の増進と豊かな人間形成に資する(第2条)ことで,その対応の取り組みが第3～8条に記載されている。すなわち,食に関する感謝の念と理解(第3条),食育推進運動の展開(第4条),子どもの食育における保護者,教育関係者等の役割(第5条),食に関する体験活動と食育推進活動の実践(第6条),伝統的な食文化,環境と調和した生産等への配意及び農山漁村の活性化と食料自給率の向上への貢献(第7条),食品の安全性の確保等における食育の役割(第8条)である。

4）責務（責務の区分と誰が担うのか）

- 国の責務：食育推進会議の設置,基本計画の作成,国への報告など(第9条)
- 地方公共団体：都道府県食育推進計画,市町村食育推進計画の作成(第10条)
- 教育関係者（保育・介護,その他社会福祉,医療,保健関係者）及び農林と漁業者の責務(第11条)
- 食品関連事業者等の責務(第12条)
- 国民の責務：『国民は,家庭,学校,保育所,地域その他の社会のあらゆる分野において,基本理念にのっとり,生涯にわたり健全な食生活の実現に自ら努めるとともに,食育の推進に寄与するように努めるものとする(第13条)』とあり,それらの対応関連の食育応援団体の構造を示す(図1-1)。

5）国の食育推進の基本計画

食育を国民運動として推進するためには,国や地方公共団体をはじめ関係者の理解のもと,共通の目標を掲げ,その達成を目指して協力して取り組むことが有効である。また,より効果的で実効

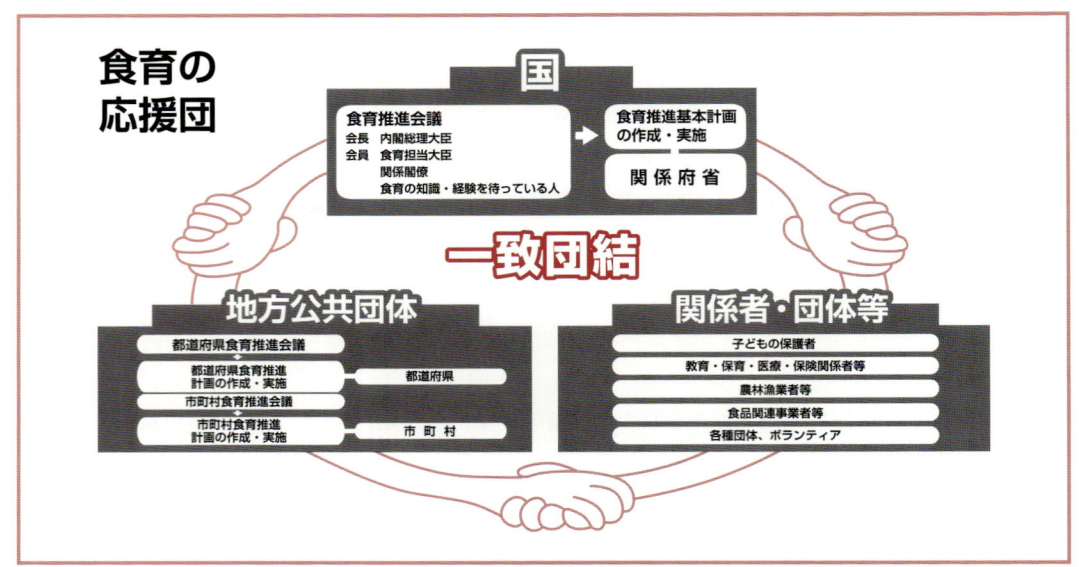

図1-1　食育の応援団体の構造

性のある施策を展開していく上で，その成果や達成度を客観的な指標により把握できるように定量的な目標値を設定することが必要である。現在，食育の国民運動を推進する観点から11の目標（数値目標）を定めている。

第2次食育推進基本計画の「第2　食育の推進の目標に関する事項」

1．食育に関心を持っている国民の割合の増加（70.5％→90％以上）
2．朝食又は夕食を家族と一緒に食べる「共食」の回数の増加（朝食＋夕食＝週平均9回→10回以上）
3．朝食を欠食する国民の割合の減少（子ども1.6％→0％，20～30歳代男性28.7％→15％以下）
4．学校給食における地場産物を使用する割合の増加（26.1％→30％以上）
5．栄養バランス等に配慮した食生活を送っている国民の割合の増加（50.2％→60％以上）
6．内臓脂肪症候群（メタボリックシンドローム）の予防や改善のための適切な食事，運動等を継続的に実践している国民の割合の増加（41.5％→50％以上）
7．よく噛んで味わって食べるなどの食べ方に関心のある国民の割合の増加（70.2％→80％以上）
8．食育の推進に関わるボランティアの数の増加（34.5万人→37万人以上）
9．農林漁業体験を経験した国民の割合の増加（27％→30％以上）
10．食品の安全性に関する基礎的な知識を持っている国民の割合の増加（37.4％→90％以上）
11．推進計画を作成・実施している市町村の割合の増加（40％→100％）

以上の数値目標は平成23年から27年度までの5年間を対象とする計画として作成されている。

6）地域社会の中で，食育の「質を高める」具体的な方法

① 「食」を育てる広い視野を持つこと（健康づくりと食環境との関連性を重視する）。

ⅰ．農業体験（農業育）　ⅱ．地域産物を活用した調理実習（調理育）　ⅲ．肥満と痩身予防の栄養学（栄養教育）　ⅳ．グルメ会食（グルメ育）など，食育の中心的な学習を総合的に習得することが重要である。
② 　「栄養学」を基礎とする専門性をふまえること。
③ 　目的にあわせて，楽しい「人気のある」食育を企画・立案・評価できること。
　　ⅰ．楽しく，面白そう　ⅱ．ためになりそう　ⅲ．面倒でない　ⅳ．参加してよかった！と満足できる　ⅴ．またやりたいと思える…など
　　　これには「ソーシャルマーケティング手法」を応用するよいといわれるが，知識の習得や気づきを促し，行動変容させることが大切である（第6～10章の実践編参照）。

3．栄養教諭制度（2004年5月21日公布，2005年4月創設）について

1）栄養教諭の意義・目的

　児童・生徒の食生活の乱れが深刻化する中で，学校における食に関する指導を充実し，児童・生徒が望ましい食習慣を身につけることができるようにすることを目的とする。また，栄養教諭制度は，超高齢社会にあるわが国の健康行政の課題と，BSEに端を発する食の安全・安心の課題，食育基本法の制度や食育推進基本計画の策定など，国を挙げた「食育推進」の一翼を担っている。
　栄養教諭は，従来の学校栄養職員に**教諭として資格を付与**したものであり，栄養に関する専門性と教育に関する資質を併せもつ栄養教諭として，学校給食を生きた教材として活用した効果的な指導を行うことが期待されている。

2）栄養教諭の職務の内容と身分

　学校教育法第28条に，「栄養教諭は，児童の栄養の指導及び管理をつかさどる」と規定されている。公立学校の栄養教諭は，教育公務員特例法の適用を受けることになり，給与面，研修などの改善が図られている。栄養教諭は，食に関する指導と学校給食の管理を一体的に展開することにより，高い相乗効果が期待されており，食育・健康教育の基盤づくりに寄与する。ただし，給食の時間や学級活動については，栄養教諭が単独で指導することができるが，教科における指導は，学級担任や教科担任と連携を図った指導（TT）をすることになる。また，担任を持つことはできない。

3）栄養教諭の免許状

　基礎資格として，学校給食管理の資質である管理栄養士および栄養士を要件としており，「教職に関する科目」は，養護教諭と同程度とされている。栄養教諭の免許状は下記の3種類がある。
・専修免許状「修士の学位＋管理栄養士免許＋関連科目24単位」である。
・一種免許状「学士の学位＋管理栄養士養成課程終了（栄養士免許）＋関連科目22単位」

この22単位の内訳は,「栄養に係る教育に関する科目：4単位」「教職に関する科目：16単位」「教育実習：2単位（校外実習1単位＋事前事後指導1単位）である。
・二種免許状「準学士の称号＋栄養士免許＋14単位」ただし，管理栄養士養成課程でない場合は，学部卒（学士）でも「二種免許状」となる。

　なお，学校栄養職員（管理栄養士免許の取得者）としての在職年数3年と免許法認定講習等における栄養に係る教育に関する科目（2単位）と教職に関する科目（8単位）の計10単位修得により栄養教諭一種免許状が授与される。特別非常勤講師の辞令を受けて1年間授業実績があれば教育実習は免れることがある。

4）栄養教諭の配置

　栄養教諭制度は創設されたが，任用は設置者の判断に委ねられている。その主な理由を述べる。
① 学校給食の実施そのものが義務的なものでないこと。
② 既存の学校栄養職員も学校給食実施校すべてに配属されていないこと。
③ 地方の自主性を尊重するという地方分権の趣旨に鑑みたものであることなどである。

第2章 食育の現状と課題

I 食をめぐる現状と課題

　食育基本法の前文では，食をめぐる問題認識として，「栄養の偏り」，「不規則な食事」，「肥満や生活習慣病の増加」，「過度の瘦身志向」，「安全上の問題」，「海外への依存の問題」が生じているとしており，さらに「「食」に関する情報が社会に氾濫」していること，「地域の多様性と豊かな味覚や文化の香りあふれる日本の「食」が失われる危機にある」ことが指摘されている。

　本章では，まず，日本における食をめぐる現状と課題についての概略を述べ，次に食育の背景と経緯を解説し，主な海外の食育についても理解を深めるよう記述した。

1. 食の外部化，簡便化

　わが国では，単独世帯の増加，特に65歳以上の高齢者世帯の急増や女性被雇用者の増加など，社会情勢の変化の中で，「外食」や持ち帰り弁当や惣菜，調理済み食品を持ち帰って利用する「中食（なかしょく）」が進展している（図2-1，図2-2）。外食・中食の利用頻度が増えた理由は，「料理をしたり食事の片付けをする手間が省ける」，「家庭で作ることが難しい，または面倒な料理が味わえる」，「普段の家庭の味とは違うものが味わえる」などである。

　「外食」や「中食」の増加により，食料供給者としての食品産業の果たす役割も重要であり，また，消費者が食行動の適切な知識とスキルを得て，望ましい態度を形成し，具体的な食行動へと実践できることが必要である。

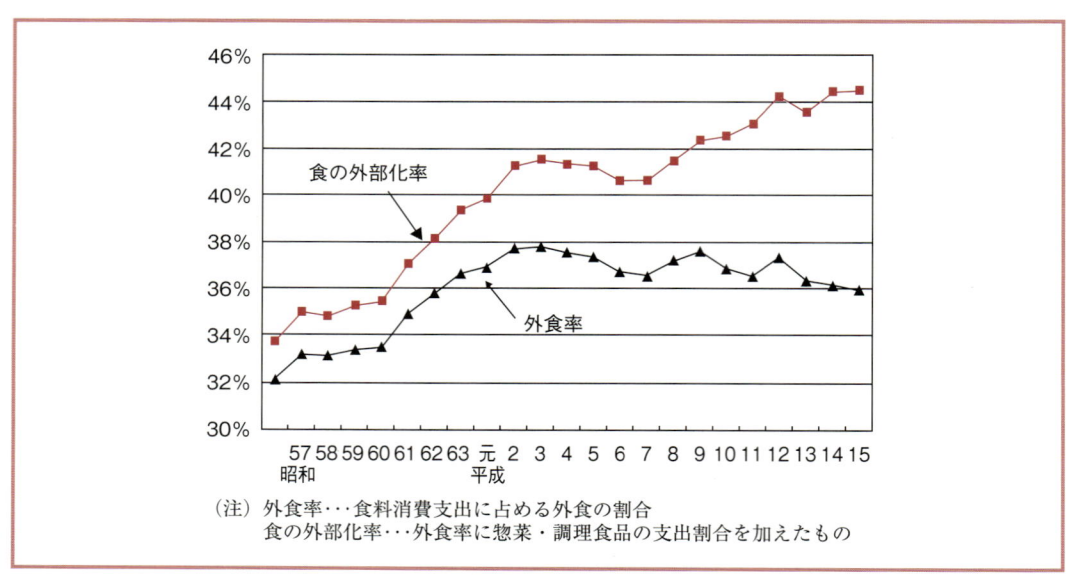

図2-1 食料消費支出に占める外部化率の推移

(注) 外食率・・・食料消費支出に占める外食の割合
食の外部化率・・・外食率に惣菜・調理食品の支出割合を加えたもの

(資料；内閣府：国民経済計算報告, (財)外食産業総合調査研究センター：外食産業市場規模, 日本たばこ産業(株)資料を基に農林水産省で試算)

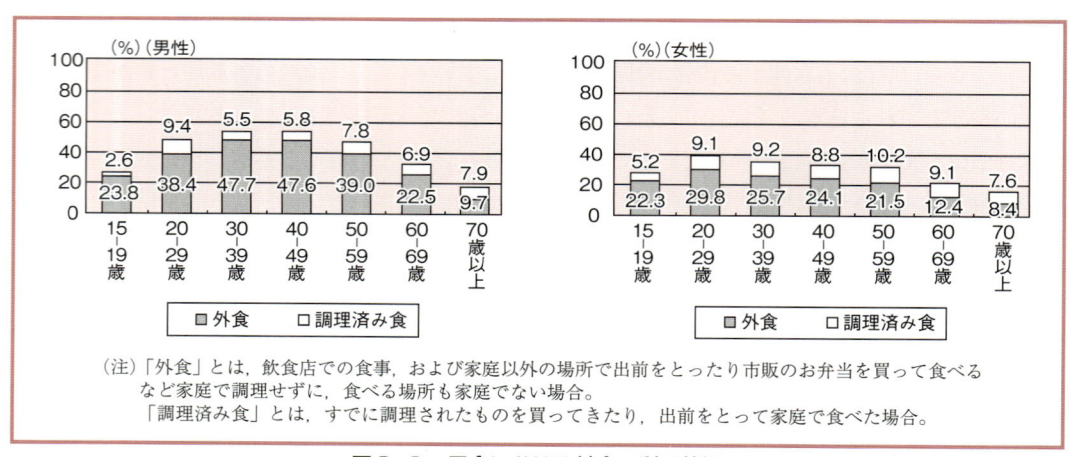

(注)「外食」とは，飲食店での食事，および家庭以外の場所で出前をとったり市販のお弁当を買って食べるなど家庭で調理せずに，食べる場所も家庭でない場合。
「調理済み食」とは，すでに調理されたものを買ってきたり，出前をとって家庭で食べた場合。

図2-2 昼食における外食の利用状況

(資料；厚生労働省：国民健康・栄養調査（平成22年))

2．食に関する知識・技術の不足

　平成11年「国民栄養調査」によると，適切な食事摂取のために必要な知識・技術がある者は，男性で約3割，女性で約5割であり，知識・技術がまったくない者は，15〜19歳男性で約3割，15〜19歳女性で約2割であった。また，独立行政法人日本スポーツ振興センターの「児童生徒の食生活

等実態調査」より，箸を正しく持てる児童・生徒の割合は，平成7～12年度で，小学生は47.7%から44.4%，中学生は52.5%から49.9%と減少した。このような現状を踏まえ，幼児期から食べ物が食卓にのぼるまでの過程の理解，食品の選択，調理などを行うための体験ができるよう，家庭，学校，地域が連携していく必要がある。

3．栄養バランスの変化

昭和50年代中ごろに，栄養素（PFC）の熱量バランスがほぼ適切で，主食である米を中心に水産物，畜産物，野菜など多様な副食品から構成されている「日本型食生活」が形成された（図2-3）。しかしながら，近年は米の消費減少と畜産物，油脂の消費増加が続き（図2-4），結果として，脂質の過剰摂取や野菜の摂取不足（図2-5）などの栄養の偏りがみられた。平成22年「国民健康・栄養調査」の結果，脂肪からのエネルギー摂取が30%を超えている者の割合は，成人で男性約2割，女性約3割であった。また，野菜摂取量は年齢とともに増加していたが，最も摂取量の多い60歳代においても平均で318.8gであり，男女とも20～40歳代で少なかった。

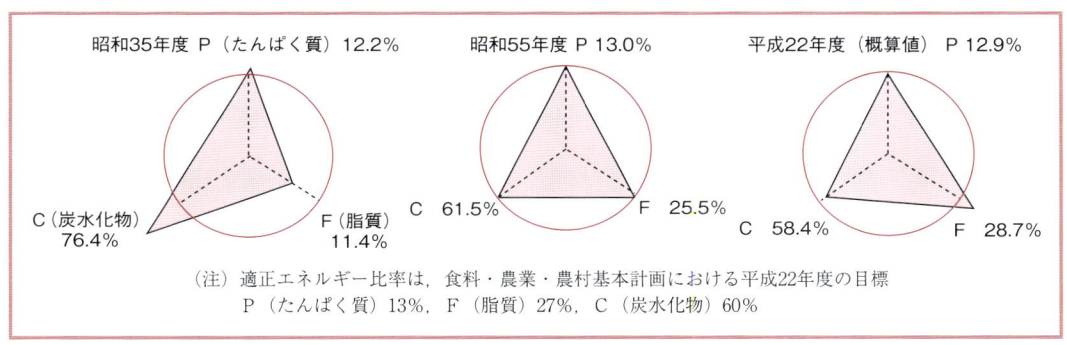

図2-3　熱量バランスの変化

（資料：農林水産省：食料需給表）

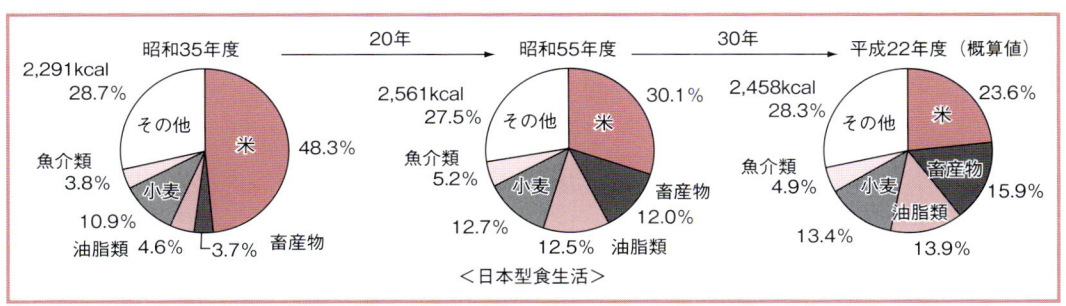

図2-4　食料消費割合の変化（1人1日当たり：供給熱量ベース）

（資料：農林水産省：食料需給表）

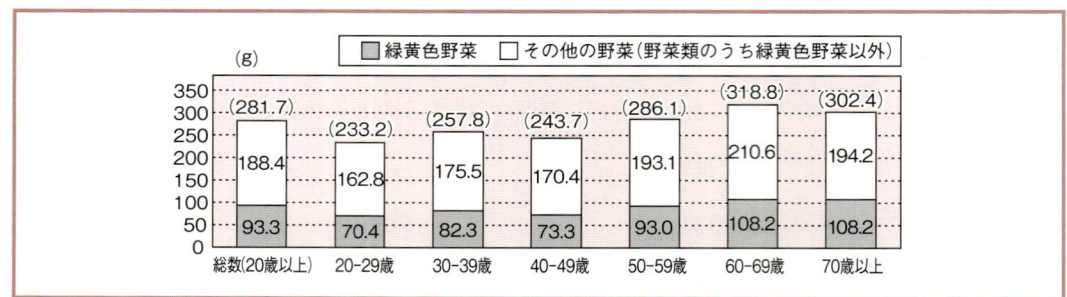

図2-5　野菜類摂取量（20歳以上）
（資料；厚生労働省：国民健康・栄養調査（平成22年））

4．食習慣の乱れ

　不規則な食事が子どもを含め，近年目立ってきた。朝食を欠食することにより，1回の食事の摂取量が多くなり，過食につながる可能性もある。また，肥満などの生活習慣病の発症を助長し，午前中のエネルギー供給が不十分となり体調が悪くなるなどの問題点が多く指摘されている。したがって，子どものころからの習慣づけが大切である。朝食の欠食率は，1999（平成11）年以降全体的に男女とも増加しており，特に男女とも20歳代で最も高く，男性で約3割，女性で約2割であり，その後，年齢が進むにつれて低くなっている。20歳代の一人世帯に限った朝食の欠食率は，男性で約7割，女性で約3割である。朝食欠食は幼児期からあり，児童・生徒でも3割であり，増加傾向である。朝食欠食の理由は，「時間がない」，「食欲がない」などである。朝食欠食は，栄養素摂取不足だけでなく，「疲れる」，「イライラする」などの不定愁訴との関連について懸念されている。

　また，家庭での食事においては，児童が一人で食べる「孤食」，子どもだけで食べる「子食」，一人ひとり家族の食事内容が異なる「個食」などが問題となっている。最近では，家の中に家族がいても一緒に食事をしなかったり，一人で食べたい児童がいることが報告されている。

5．肥満と過度の痩身

　近年，肥満者の割合が増加している。男性では30〜60歳代の約3割が肥満であり，全ての年齢においても肥満が増加している。女性では，60歳以上で3割弱の肥満がみられる（図2-6・図2-7）。
　過度の痩身志向に関しては，女性では20〜50歳代で低体重（やせ）が増加しており，20歳代の約3割でBMI18.5未満の低体重がみられる（図2-8）。体型に対する自己評価では，女性では，現実の体重が「普通」であるにもかかわらず，「太っている」と自己評価している者が多い。

第2章　食育の現状と課題

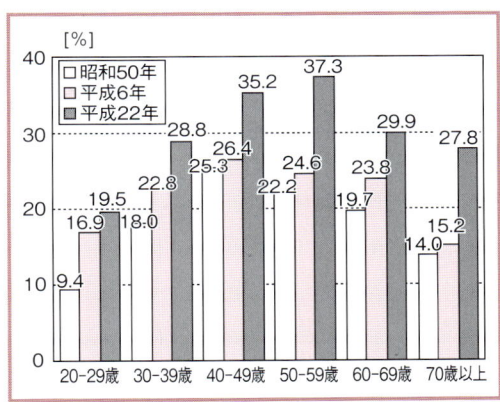

図2-6　肥満者（BMI25以上）の割合（男）
（資料；厚生労働省：国民健康・栄養調査（平成22年））

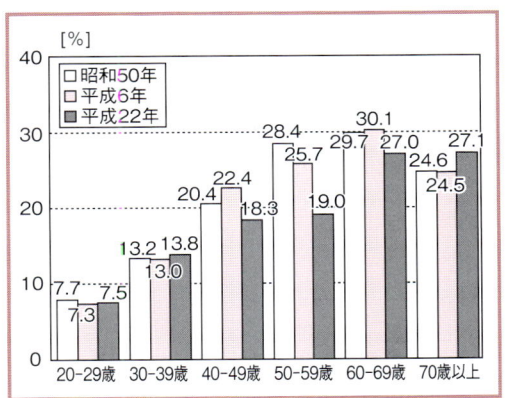

図2-7　肥満者（BMI25以上）の割合（女）
（資料；厚生労働省：国民健康・栄養調査（平成22年））

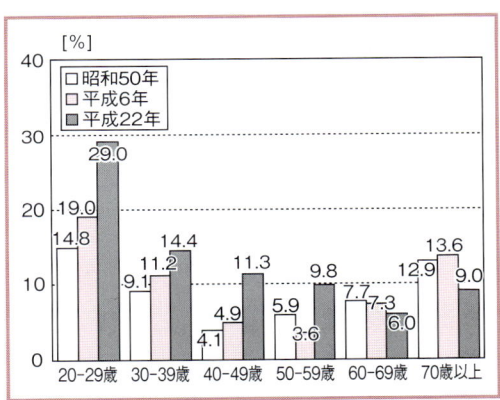

図2-8　低体重（やせ）の者（BMI18.5未満）の割合（女）
（資料；厚生労働省：国民健康・栄養調査（平成22年））

6．生活習慣病の増加

　生活習慣病が増加している。糖尿病が強く疑われる者および可能性を否定できない者の推計は，約1,870万人（厚生労働省：国民健康・栄養調査，平成18年）で，全人口の18％である。**メタボリックシンドローム**（内臓脂肪症候群）予備群および強く疑われる者は，40歳代以降急激に増加する（図2-9・図2-10）。40～74歳でみると，男性の2人に1人，女性の5人に1人が，メタボリックシンドロームが強く疑われる者または予備群と考えられる者である。

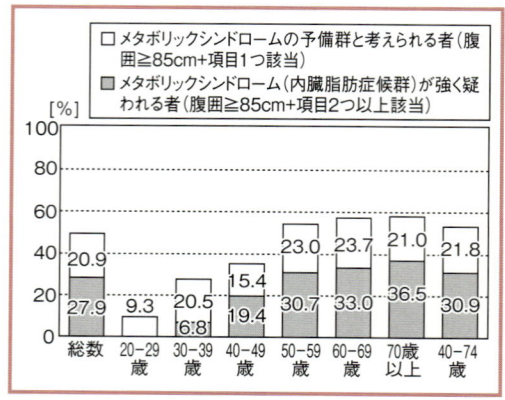

図2-9　メタボリックシンドロームが強く疑われる者および予備群の割合（男）

（資料；厚生労働省：国民健康・栄養調査（平成22年））

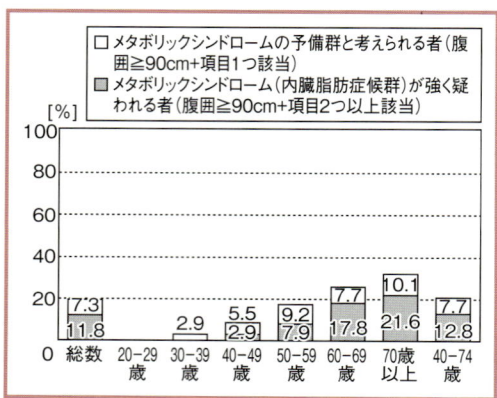

図2-10　メタボリックシンドロームが強く疑われる者および予備群の割合（女）

（資料；厚生労働省：国民健康・栄養調査（平成22年））

7．食品の食べ残し・廃棄等

　食べ残しや賞味期限切れなどに伴う廃棄等が，食品産業や家庭で発生している。国民1人当たり供給熱量と摂取熱量の差を食べ残し・廃棄の目安と捉えると，その差は拡大傾向である。食品ロス率は，農林水産省の平成17年度調査によると4.1％である。また，食品廃棄物のうち一般家庭から発生するものは57.5％（農林水産省・環境省：平成15年度食品廃棄物の発生及び処理状況）である。このような現状から，食に関する感謝の念や理解が深まるような食育の取り組みが必要である。

8．食料自給率の低下

　日本におけるカロリーベースの食料自給率（日本で作られている割合）は，昭和40年度の73％から平成10年度には40％と低下し，それ以降は7年連続で約40％と横ばいで推移し平成22年度には39％となった。また，アメリカ124％，フランス111％，ドイツ80％，イギリス65％と，これら主要先進国と比べて我が国の食料自給率は最低の水準となっている。食料自給率低下の要因は，戦後，食生活の欧米化が急速に進み，自給率の高い米の消費が減り，自給率の低い畜産物や油脂の消費が増加した食料消費の変化や，この消費の変化に生産が対応しきれなかったことも要因の1つである。

　以上のことから，地産地消（地域で生産されたものをその地域で消費することを基本とした活動）など，食料自給率向上に向けた取り組みを推進していくことが必要である。

9．食　文　化

　日本の食文化は，高度経済成長などにより，急速に変化した。食文化は均一化に向かっているともいわれ，米と多様な副食から構成される日本型食生活の実践や，行事食・郷土料理の見直しなど，我が国の伝統ある優れた食文化の継承を推進することが大切である。

10. 食の安全

BSE（牛海綿状脳症）の問題や輸入食品の安全性など，近年，食品の安全性に対する国民の関心が高まっている。国民が安心して食生活を送るためには，食品の安全性の確保や，安全性をはじめとした食品に関する情報を提供するなど，消費者が正確な情報に基づいて食品を選択できることが大切である。したがって，国民一人ひとりが生涯を通じて健全な食生活を送ることができるように，食について自ら考え，判断ができる能力を養う食育の推進が重要である。

II 食育の背景と経緯

「食育」という言葉は，石塚左玄が1898（明治31）年に食養生の指南書『食物養生法』の中で，「体育智育才育は即ち食育なり」と造語したのがはじまりである。その後，小説家の村井弦斎が石塚の書を読んで共感し，1903（明治36）年に著した『食道楽』の中で「食育」という言葉を使用した。石塚の「食育」は，著者の説く食物養生法により子どもの心身を育むことである。村井の「食育」は，食物についての知識を深め，よい食物を与えることによって子どもの心身を育むことである。両著者も，知育や体育などの基盤として「食育」の重要性を主張しているが，この言葉が一般に定着するには至らなかった。

1990年代に入ると現代の食をめぐる課題を背景にその必要性が説かれるようになり，さまざまな個人や国（文部科学省，厚生労働省，農林水産省）や地方公共団体などにおいても食についての啓発・教育のための施策を講じ，それぞれの考えに基づく食育を提唱し，取り組みを行ってきた。この頃は，食育の具体的内容については統一された定義がなかった。

2005（平成17）年6月10日，「食育基本法」が衆議院本会議で可決・成立し，「食育」に法的根拠を付与した。食育基本法には食育の定義規定は定められていないが，その前文では，食育の位置づけについて「生きる上での基本であって，知育，徳育及び体育の基礎となるべきもの」とした上で，特に子どもたちに対する食育については，心身の成長及び人格の形成に大きな影響を及ぼし，生涯にわたって健全な心と身体を培い豊かな人間性をはぐくんでいく基礎となるもの」としている。また，「食育」とは，「「食」に関する知識と「食」を選択する力を習得し，健全な食生活を実践することができる人間を育てる」ことであるとしている。

海外の食育

1．米国における状況

　米国では，1980年から連邦政府が「アメリカ人のための食生活指針（Dietary Guidelines For Americans）」を5年ごとに改定し，発表している。2005年版では，適切な食事とともに日常の運動にも重点を置いた指針となっている。フードガイドについては，1992年に「フードガイドピラミッド」を策定した。その後，食品群ごとの望ましい摂取量の割合や運動の重要性を表現したデザインの「マイピラミッド」を公表した。このマイピラミッドは，インターネットを活用し，年齢，性別，1日の運度量などを入力すると，その人に合った適切な食事量に関する情報が得られる。また，子ども向けマイピラミッドも公表されている。国立がん研究所と農作物健康増進基金が合同で，1991年に野菜や果物を1日5サービング以上食べることを推奨する「5-A-Dayプログラム」が始まった。2002年には，赤，オレンジ／黄，青／紫，緑，白の5色の野菜や果物を1日に5〜9サービング食べることを推奨するとその内容が改定された。

　米国農務省が提供する食料支援プログラムには，フードスタンププログラム，小児栄養プログラム，食料補助プログラム，食料寄与プログラムがあり，受給者数が最も多いのはフードスタンププログラム（1961年施行）である。児童・生徒を主な対象者としている小児栄養プログラムには，「学校昼食プログラム（National School Lunch Program）」（1946年施行）や「学校朝食プログラム（School Breakfast Program）」（1966年施行）が展開されている。また，食生活指針やマイピラミッドの活用などによって生涯にわたり食習慣や運動習慣の改善を目指す「チーム栄養（Team Nutrition）」プログラムが，学校を中心に家庭や地域との連携も含めた多様な手法を活用したプログラムとして展開されている。

　加えて，2006年に米国飲料協会（ABA）は，子どもの肥満改善の観点から，学校でエネルギー量，炭水化物，脂質の多い清涼飲料水の販売を全面的に停止し，低エネルギーで栄養価の高い飲料（ミネラルウォーターや果汁100％ジュース（摂取量の上限を設ける），スポーツドリンク，ノンエネルギー炭酸飲料，低脂肪の牛乳）のみを許可する方針が採択された。さらに，青少年の非行防止の観点からは，毎年9月の第4金曜日を「家族の日―子どもとともに夕食を食べる日（Family Day-A Day to Eat Dinner with Your Children）」としてさまざまな活動が展開されている。

2．欧州における状況

　EU（欧州連合）は2003～2008年にかけて，欧州委員会において，健康的な食生活や運動等を促進するため「健康に関する5か年戦略計画」を実施している。

　英国では，食育への関心は，1990年に始めた国民栄養調査から高まった。教育省と保健省との共同で，1998年，「健康な学校プログラム（National Healthy Schools Programme）」を実施し，その実施機関として健康開発機関）（Health Development Agency: HAD）を設置した。同機関は，全国学校健康基準を策定し，学校給食に栄養基準が導入され，食育の観点から学校給食が見直されることとなった。

　フランスでは，1989年にフランス国立食文化評議会が設立された。この機関は毎年公的資金を受け取り，食文化の実態把握，小学校の味覚の授業，郷土食の味わえる場所の選定とその広報，菜園造り運動，味覚の週間などの事業を行っている。1990年から，毎年10月の第3週に「味覚の週間」として，国民的なイベントが行われる。また，「第2次全国栄養健康プログラム」が2006年から2010年にかけて実施されている。「第2次全国栄養健康プログラム」は，栄養不足や肥満の予防など国民の健康状態の改善をねらいとした政府のプログラムである。

　イタリアでは，消えつつある伝統的な食材や料理，質の高い食品を守り，子どもたちを含め，消費者に味の教育を推進し，質のよい素材を提供してくれる小生産者を守る「スローフード運動」が推進されている。

3．アジアにおける状況

　韓国では，国民が健康な生活習慣と健全な食生活習慣を持つようにするため，1995年「国民健康増進法」を制定した。その後2002年には，「国民健康増進総合対策2010（Health Plan 2010）」を保健福祉部主管で作成し，糖尿病などの生活習慣病を予防し，管理する国家戦略を樹立運用している。

　シンガポールでは，「健康なライフスタイルのためのプログラム（National Healthy Lifestyle Programme）」が政府によって進められている。その中の1つである栄養プログラムは，健康的な食べ物とメニューの選択を提供することで，健康的な食生活の実践を促すことを目的にしている。

4．世界保健機関（WHO）における状況

　世界保健機関（WHO）は，2004年ジュネーブで開催された第57回世界保健総会において，「食事と運動と健康に関する世界戦略」を採択した。この世界戦略は，生活習慣病を防ぐため，バランスの取れた食事と適度な運動を行い，脂肪や砂糖，塩の摂取を減らし，果物や野菜の摂取を増やすことを勧めている。

＜参考文献＞
1）内閣府：食育白書　平成18年版・平成19年版，2006・2007
2）農林水産省：我が国の食生活の現状と食育推進について，http://www.maff.go.jp/syokuiku/kikakubukai.pdf
3）独立行政法人日本スポーツ振興センター：児童生徒の食生活等実態調査
4）農林環境課・文部科学技術課・社会労働課：欧米の食育事情，調査と情報，第450号，2004
5）厚生労働省：平成16年国民健康・栄養調査結果の概要，2006
6）丸山千寿子・足立淑子・武見ゆかり：栄養教育論，南江堂，2005
7）南銀祐・酒巻弘之：韓国における糖尿病疾患管理の現状と課題，J.Natl.Inst.Public Health，53(1)，2004

第3章 食材の機能性と食品の安全性・安心

I 動物性食品の栄養と機能

1．一般成分

　動物性食品は肉類，乳類，卵類，魚介類に大別され，栄養的にはたんぱく質，動物性脂質とビタミンの重要な供給源となる。動物性食品の一般成分値を表3-1に示す。動物性食品は正味たんぱく質利用率が高い。食肉類では畜種，性別，年齢，生育条件，部位によってたんぱく質量，脂質量にバラツキがみられる。

2．微量成分

① 豚肉中のビタミンB_1は，0.7～1.01mg/可食部100g当たり含まれ，牛肉や鶏肉に比べ，約10倍量含まれる。食肉中にはビタミンAはほとんど含まれないが，豚レバー13,000μg/100g，牛レバー1,100μg/100gと多く含まれる。

② 動物性食品には脂質の1つであるコレステロールが含まれる。コレステロールは胆汁酸，ホルモンの前駆物質となる成分である。表3-2にコレステロール含量を示す。

③ 魚介類の脂質には，血栓症予防効果のあるイコサペンタエン酸（EPA），ドコサヘキサエン酸（DHA）の多価不飽和脂肪酸が多く含まれている。表3-3に主な魚介類中のEPA，DHA含量を示す。

表3-1 動物性食品の一般成分値（g／可食部100g当たり）

食品名	水分	たんぱく質	脂質	炭水化物	灰分
うし（和牛肉）					
サーロイン（脂身つき）	40.0	11.7	47.5	0.3	0.5
ばら（脂身つき）	38.4	11.0	50.0	0.1	0.5
ヒレ（赤肉）	64.6	19.1	15.0	0.3	1.0
肝臓	71.5	19.6	3.7	3.7	1.5
ぶた（大型種肉）					
かた（脂身つき）	65.7	18.5	14.6	0.2	1.0
ロース（皮下脂肪なし）	65.7	21.1	11.9	0.3	1.0
ばら（脂身つき）	50.4	14.2	34.6	0.1	0.7
ヒレ（赤肉）	73.9	22.8	1.9	0.2	1.2
肝臓	72.0	20.4	3.4	2.5	1.7
にわとり（成鶏肉）					
手羽（皮つき）	66.0	23.0	10.4	0	0.6
むね（皮なし）	72.8	24.4	1.9	0	0.9
ささ身	73.2	24.6	1.1	0	1.1
普通牛乳	87.4	3.3	3.8	4.8	0.7
プロセスチーズ	45.0	22.7	26.0	1.3	5.0
鶏卵類（全卵・生）	76.1	12.3	10.3	0.3	1.0
魚類*	72.6	19.7	6.2	0.1	1.4
貝類*	82.4	12.2	0.6	2.7	2.0

（資料：五訂増補日本食品標準成分表）
＊魚類は134種類の平均値，貝類は21種類の平均値である。

表3-2 動物性食品のコレステロール含量（mg/可食部100g当たり）

食品名	コレステロール	食品名	コレスロール
鶏卵類（卵黄）	1,400	たらこ（生）	350
するめ	980	うし肝臓	240
あんこう（きも）	560	かずのこ（塩蔵）	230
イクラ	480	バター（有塩）	210
鶏卵（全卵）	420	うしサーロイン	86
にわとり肝臓	370	ぶたロース	61

（資料：五訂増補日本食品標準成分表）

表3-3　魚介類中のEPA、DHA含量（g／可食部100g当たり）

食品名	EPA	DHA	総脂肪酸量
あんこう（きも）	2.32	3.65	35.32 (16.9%)
くろまぐろ・脂身	1.29	2.88	20.12 (20.7%)
すじこ	1.90	2.18	11.63 (35.0%)
さば	1.21	1.78	13.49 (22.2%)
ぶり	0.90	1.79	12.48 (21.6%)
さんま	0.84	1.40	13.19 (17.0%)
うなぎ	0.74	1.33	19.03 (10.9%)
かつお	0.08	0.31	1.25 (31.2%)

（資料：日本食品脂溶性成分表）
（　）は総脂肪酸量に対するEPAとDHAの合計量の割合を示す。

3．生体機能成分

動物性食品に含まれる生体機能に関与する成分名，機能などを表3-4に示す。

表3-4　動物性食品中の生体機能成分

食品名	種類	成分名	機能
食肉類	ペプチド	L-カルニチン	脂肪酸代謝の促進
哺乳動物	ペプチド	カルノシン ヒスチジン含有	抗酸化性 活性酸素消去作用
鳥類、魚類	ペプチド	アンセリン ヒスチジン含有	抗酸化性 活性酸素消去作用
食肉類	テトラペプチド	Tyr-Pro-Trp-Thr	鎮痛効果 血圧降下作用
食肉類	脂肪酸	アラキドン酸由来物質	血管収縮抑制作用
乳類	糖類、オリゴ糖	乳糖 κ-カゼイノグリコペプチド	整腸作用
乳類	ペプチド	カゼインホスホペプチド（CPP）	Ca吸収促進
乳類	たんぱく質	乳塩基性たんぱく質（MBP）	骨芽細胞形成促進
牛乳	たんぱく質	ラクトフェリン	免疫作用
卵白	ペプチド	オボアルブミン分解物	血圧低下作用
卵黄	オリゴ糖	ジアリルオリゴ糖， ジアリルオリゴ糖ペプチド	感染阻害効果 抗腫瘍性

Ⅱ 植物性食品の栄養と機能

1．一般成分

1）一般成分値

　植物性食品には穀類，いも類，豆類，野菜類，果実類，種実類，きのこ類，海藻類がある。食物繊維を含む炭水化物，カルシウム，鉄，カロテン（ビタミンA），Cの供給源である。代表的な植物性食品の一般成分値を表3-5に示す。

表3-5　植物性食品の一般成分値（g／可食部100g当たり）

食品名	水分	たんぱく質	脂質	炭水化物	灰分
玄米	15.5	6.8	2.7	73.8	1.2
精白米	15.5	6.1	0.9	77.1	0.4
薄力粉	14.0	8.0	1.7	75.9	0.4
大豆（乾）	12.5	35.3	19.0	28.2	5.0
小豆（乾）	15.5	20.3	2.2	58.7	3.3
じゃがいも	79.8	1.6	0.1	17.6	0.9
さつまいも	66.1	1.2	0.2	31.5	1.0
種実類（乾）*	6.1	21.3	39.3	28.9	4.3
野菜類*	89.9	2.2	0.4	6.5	1.0
果実類（生）*	85.3	0.8	0.7	12.6	0.5
きのこ類（生）*	90.8	3.1	0.4	5.1	0.8
藻類（生）*	93.3	0.9	0.2	3.8	1.9

＊Nブックス食品学Ⅱ，菅原ら（種実類7種類の平均値，野菜類150種類の平均値，果実類68種類の平均値，きのこ類16種類の平均値，藻類10種類の平均値）
（資料：五訂増補日本食品標準成分表）

2）食物繊維

　野菜類およびきのこ類には，栄養素外の成分として整腸作用などのある食物繊維（セルロース，ヘミセルロース，ペクチンなど）が多く含まれている。表3-6に野菜類および生しいたけの食物繊維の総量を示す。

表3-6　野菜類およびしいたけの食物繊維含量（g／可食部100g当たり）

食品名	食物繊維（総量）	食品名	食物繊維（総量）
あさつき	3.3	にんじん	2.7
西洋かぼちゃ	3.5	にんにく	5.7
カリフラワー	2.9	葉ねぎ	2.9
ごぼう	5.7	ブロッコリー	4.4
春菊	3.2	ほうれん草	2.8
だいこん葉	4.0	わらび	3.6
たけのこ	2.8	生しいたけ	3.5

（資料：五訂増補日本食品標準成分表）

2．微量成分

1）ビタミン

　カロテンは緑黄色野菜から供給され，ビタミンCは野菜類および果実類から供給される。野菜類および果実類のビタミンC含量を表3-7に示す。

　ビタミンDには，しいたけに含まれるD_2と動物組織中に含まれるD_3がある。また，ビタミンKには，植物の葉緑体で産生されるK_1と微生物によって作られるK_2があり，納豆に多く含まれるのはK_2である。

表3-7　野菜類および果実類のビタミンC量（mg/可食部100g当たり）

野菜	V.C	果実	V.C
赤ピーマン	170	アセロラ	1,700
パセリ	120	グアバ	220
ブロッコリー	120	すだち	110
カリフラワー	81	甘がき	70
青ピーマン	76	キウイフルーツ	69
モロヘイヤ	65	いちご	62
さやえんどう	60	ネーブル	60
キャベツ	41	グレープフルーツ	36
西洋かぼちゃ	43	レモン	50
ほうれん草	35	うんしゅうみかん	32
枝豆	27	バナナ	16
にんじん	22	りんご	4

（資料：五訂増補日本食品標準成分表）

2）ミネラル

　日本人の食事は野菜類からカルシウムを比較的多く供給されている。小松菜，パセリのカルシウムは吸収率が高いが，ほうれん草，みつばのカルシウムは不溶性のシュウ酸カルシウムとして存在し，吸収率が低い。

3．生体機能成分

　野菜，果物のフラボノイド系色素は抗酸化成分として注目されている。植物性食品中の生体機能成分を表3-8に示す。

表3-8　植物性食品中の生体機能成分

存在	成分名	機能
こめ	γ－アミノ酪酸	血圧降下作用
こめ	オリザノール	抗腫瘍性
こめ	フィチン酸	重金属吸収阻害作用
大豆	イソフラボン	エストロゲン様作用
ごま	セサミノール	抗酸化性作用
唐辛子	カプサイシン	脂質代謝亢進作用
キャベツ	メチルメチオニン	抗潰瘍因子
パセリ	アピイン	抗酸化性
トマト	ルチン	抗酸化性
グレープフルーツ	フラノクマリン	カルシウム拮抗剤の代謝阻害作用
きのこ類	グルカン	コレステロール上昇抑制作用
しいたけ	エリタデニン	血圧降下作用

III　食品の表示，安全性

　食品表示には，表3-9に示すようにJAS法（農林物資の規格化及び品質表示の適正化に関する法律），食品衛生法，不当景品類及び不当表示防止法（公正競争規約），計量法や健康増進法など，多くの法律と官庁が関係している。平成19年には虚偽表示など多くの食品表示に関わる不祥事が発覚した。そのため，食品行政への提言を行う市民団体は食の法律を一本化し，摘発・命令・罰則などの権限を強化するように政府に求め，政府は19年12月農水省に「食品表示特別Gメン」20人の新設と食品表示に関係する4省庁で「食品表示連絡協議会」を設置することになった。

表3-9 食品表示に関する主な法律

	JAS法	食品衛生法	景品表示法	不正競争防止法
所轄官庁	農林水産省 消費者庁	厚生労働省 消費者庁	消費者庁	経済産業省
主な目的	消費者の選択 公共の福祉の増進に寄与	飲食による衛生被害の防止。公衆衛生の向上・増進に寄与	公正な競争確保・消費者の適切な選択	不正競争の防止
表示項目	生鮮品は原産地など，加工品は原材料や期限など	名称，添加物，期限，保存方法，製造社名など	印刷や広告など著しく優良，有利と誤認される表示を禁止	原産地や品質，内容，製造方法などを誤認させる表示を禁止
罰則	改善指示と業者名公表，改善命令に応じなければ，個人100万円以下，法人1億円以下の罰金	営業許可の取り消し・禁止・停止など。個人2年以下の懲役または200万円以下，法人1億円以下の罰金	排除命令を行い，業者名公表。命令に従わなければ，2年以下の懲役，または300万円以下の罰金	個人は5年以下の懲役または500万円，法人は3億円以下の罰金

Ⅳ トレーサビリティー

　トレーサビリティーとは食品の流れを消費段階から生産段階まで遡(さかのぼ)って明らかにすることで，生産，処理，加工，流通，販売の各段階で食品とその情報を追跡できるシステムである。商品に問題が起こった場合，段階ごとに原因を調べ，回収も速やかに行うことができるため，偽装や不正防止に効果がある。JAS（日本農林規格）においても生産情報公表JASとして規格化されている。消費者は店頭の表示やインターネットで生産情報をみることができる。牛のBSE（牛海綿状脳症）の発生に端を発した食品の安全性への関心は，牛肉だけではなく，すべての食品の履歴をたどるトレーサビリティーのシステムを作るきっかけとなった。

第4章 食環境との調和 —食農教育・フードマイレージと地産地消—

I 日本の食料自給率

　我々の食生活は，かつては米を中心に，野菜，魚，大豆を組み合わせた伝統的な「日本型食事」だった。しかし，日本の国民1人・1年当たりの米の供給純食料量（kg）や供給熱量（kcal）は，平成22（2010）年では昭和40（1965）年に比べ53％以下に減っている。また，この40年間で，肉類では3倍以上，油脂類は2倍以上に増加し，我々の食生活は大きく変化した。

表4-1　国民1人・1年当たり供給純食料

	国民1人・1年当たり供給純食料量（kg）			国民1人・1年当たり供給熱量（kcal）		
	穀類（米）	肉類	油脂類	穀類（米）	肉類	油脂類
1965（昭和40）年	111.7	9.2	6.3	1089.7	52.3	159.0
1975（　50）年	88.0	17.9	10.9	856.4	108.4	274.5
1985（　60）年	74.6	22.9	14.0	727.3	134.1	353.8
1995（平成7）年	67.8	28.5	14.6	659.6	169.4	367.6
2005（　17）年	61.4	28.5	14.6	598.9	166.7	368.4
2010（　22）年	59.5	29.1	13.5	580.4	170.0	340.5

　また，日本の食料自給率は，食の内容の変化，食の外部化・多様化を背景に，カロリーベースではこの40年間で30％も低下し，平成10年度から21年度までは40％前後で低迷し，平成22年度の概算では39％となり，生産額ベースも69％となった。食料自給率の計算は，以下のように行う。

$$\text{カロリーベースの食料自給率（\%）} = \frac{\text{国民1人1日当たり産熱量（kcal）}}{\text{国民1人1日当たり供給熱量（kcal）}} \times 100$$

$$\text{生産額ベースの食料自給率（\%）} = \frac{\text{食料の国内生産額（円）}}{\text{食料の国内消費仕向額（円）}} \times 100$$

表4-2　食料自給率

	飼料用を含む穀物全体の自給率（％）	主食用穀物自給率（％）	供給熱量ベースの総合食料自給率（％）	生産額ベースの総合食料自給率（％）	飼料自給率（％）
1965（昭和40）年	62	80	73	86	55
1975（　50）年	40	69	54	83	34
1985（　60）年	31	69	53	82	27
1995（平成7）年	30	65	43	74	26
2005（　17）年	28	61	40	69	25
2009（　21）年	26	58	40	70	25
2010（　22）年（概算）	27	59	39	69	25
2015（　27）年（目標）	30	63	45	76	35

　2004年の国連の人口推計によると、世界の人口は2000年の時点で約61億人であったが、2015年には72億人、2025年には79億人、2050年には91億人に増加するといわれている。さらに、自然災害や地球温暖化の影響、BSEや鳥インフルエンザの発生などにより食料情勢は不安定な状況である。このような状況に国民は食料事情に不安を抱いている[1]。

　そこで、政府（農林水産省）は安全な食料の安定供給の確保を図るために、2000年に「食料・農業・農村基本計画」をスタートし食料自給率の向上を図るための取り組みがなされた。しかしながら、十分な成果をあげることができず、2005年3月、食料・農業・農村をめぐる情勢の変化などを踏まえ、前計画を見直し、「新たな食料・農業・農村基本計画」を策定した。

1．新たな食料自給率の目標

　「新たな食料・農業・農村基本計画のポイント」では、以下のような主旨が述べられている。
① 食生活の見直しと同時に、多様化している消費者ニーズに応えた生産を促進し、食料自給率の向上を図る。
② 将来的にはカロリーベースの食料自給率を5割以上とすることを目指しつつ、実現可能性を考慮して、10年後の平成27年度には45％とする目標を設定。
③ カロリーベースの目標設定を基本としつつも、カロリーの比較的低い野菜や果物、飼料の多くを海外に依存している畜産物の生産活動を、より適切に示すことができる生産額ベースの食料自給率についても新たに目標化した。

2．自給率向上に向け重点的に取り組むべき事項

【消費面】
① 分かりやすく実践的な「食育」や「地産地消」の全国展開
② 米をはじめとした国産農作物の消費拡大の促進

③　国産農作物に対する消費者の信頼の確保

【生産面】
①　経営感覚に優れた担い手による需要に即した生産の促進
②　食品産業と農業の連携の強化
③　担い手への農地の利用集積，耕畜連携による飼料作物の生産等を通じた効率的な農地利用の推進

　栄養士・管理栄養士・栄養教諭としては，日本の食料自給率向上も視野に入れ活動しなければならない。また，大量の食料ロスによる資源の浪費をしていることにも目を向ける必要がある。

　消費者の農作物に対する安全安心志向の高まりのなかで，消費者と生産者を結びつける「地産地消」への期待が高まっている。

　「地産地消」とは，地域の消費者のニーズに即した農業生産と生産された農産物をその地域で消費する活動を通して「顔が見え，話のできる」といった消費者と生産者とのコミュニケーションを伴う農作物の流通の中で生産者と消費者を結びつける活動，取り組みと考えられる。

　また，英国の消費運動家ティム・ラング氏が1994年から提唱している「フードマイレージ（food mileage）」という概念がある。それは，「生産地から消費者の食卓までの距離が短い程，輸送に伴う環境への負荷が少ないであろう」という仮説に基づいて考えだされたものである。輸入食料におけるフードマイレージは，輸入量と相手国と日本までの距離を乗じたもので，輸送にかかる燃料や二酸化炭素の排出量が多くなるため，この値が大きいほど地球環境への負荷が大きいという考え方である。2000年の1人当たりのフードマイレージは，日本が4,000tkm（トン・キロメートル）で，このような考え方からも「地産地消」が進められている。

　各国の品目別フードマイレージの比較を図4-1に示した。

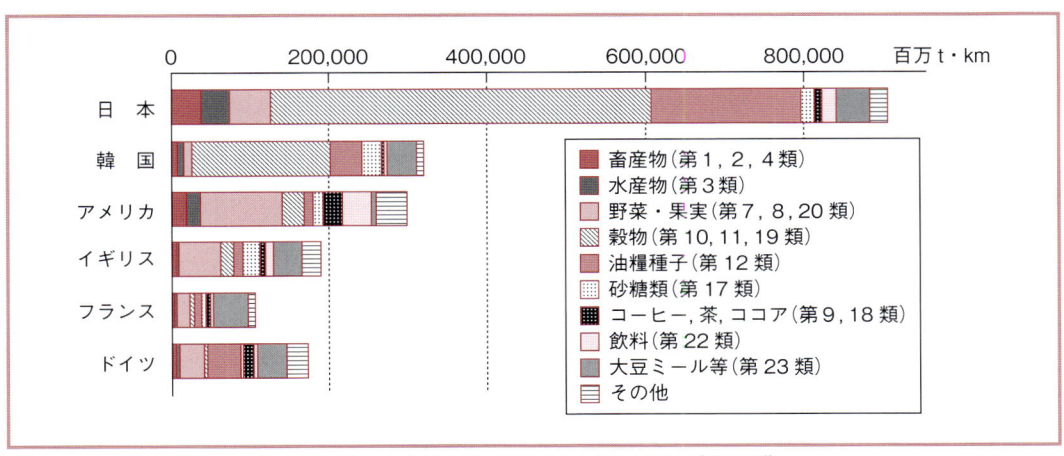

図4-1　各国のフードマイレージの比較（品目別）

（資料：中田哲也：食料の総輸入量・距離（フードマイレージ）とその環境に及ぼす負荷に関する考察，農林水産政策研究，No. 5，2003.12）

II 食品の流通

　健全な食生活を営むために，安全で品質のよい食品を安定的に適量，適正価格で効率よく供給することは，とても重要である。いま食品の流通は消費者のニーズを捉え，環境負荷の低減化にも対応できる高度なシステムが要求されている。そこで，2007年4月に食品流通構造改善促進法第3条第1項および食品流通構造改善促進法施行令第7条の規定に基づき，食品の流通部門の構造改善を図るための基本方針が定められた。

　食品の流通部門はその用途と食品の特性から，①産地から消費者への生鮮食品の流通，②産地から食品製造業者，外食産業への生鮮食品の流通，③食品製造業者から消費者への加工食品の流通に大別され，各流通には輸入食品が加わる（図4-2）。最近では，食の外部化の進む中，③の流通の比重が高まっている。流通機構の合理化のための構造改善としては，流通の各段階におけるコスト削減，インターネットでの購買，食材や惣菜の宅配サービス，消費者の求める食品を適時，適量，高品質に保ったまま供給するための情報伝達，さらには食品の安全に係る情報など食品に付随する情報までも的確に経済性を加味して対応しなければならない。また，食品流通の効率化には卸売市場の再編・合理化，卸・中卸業者などの経営体質強化も重要である。

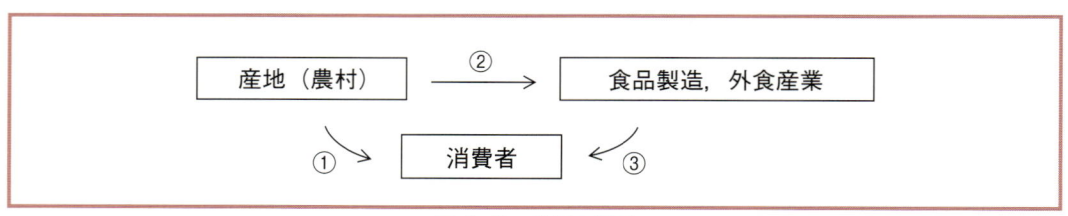

図4-2　食品の流通
（資料：食品の流通部門の構造改善を図るための基本方針及び食品の流通部門の構造改善を図るための基本方針に係る施策工程表，農林水産省）

III 循環型の社会形成

　日本における環境保全型農業は，今後持続的に農業・農村が発展していく上でとても重要である。農林水産省は1994（平成6）年に「環境保全型農業推進の基本的な考え方」を策定した。そこでは，環境型保全農業を「農村の持つ物質循環機能を生かし，生産者との調和などに留意しつつ，土づく

りなどを通じて化学肥料，農薬の使用等による環境負荷の軽減に配慮した持続的な農業」と定義している。政府は，国，都道府県，市町村の各段階で，以下の３つの柱からなる環境保全型農業の施策を推進している。

① 化学肥料，農薬などの環境負荷低減のための取り組み
② 環境負荷の総合的な低減をはかるための新しい農法の推進
③ 家畜糞尿，生ごみ，その他の有機ごみなど，地域内での各種の未利用有機資源をコンポスト化（有機性廃棄物を微生物などにより堆肥化して再び土に還すこと）し，土壌に還元する体制の整備

　その後，1998年「循環型社会形成推進基本法」，「食品リサイクル法」の成立により，環境対策は循環型社会の形成を基本理念とするようになった。

　現在，生活が多様化し，消費意識も大きく変わる中で，過度の鮮度志向などにより，生産流通段階では大量の食品が廃棄されている。また，消費の段階では大量の食べ残しが発生し，多くの食品にかかる資源が浪費され，コストは消費者が負担している。食品廃棄物の分類を図４-３に示した。「食品リサイクル法」は，食品関連事業者が中心的な役割を担い，食品廃棄物の再生利用など（「発生の抑制」，「再生利用」，「減量」）に取り組むことを求めている。食品関連業者にはこれを実施するにあたっての基準が定められている。

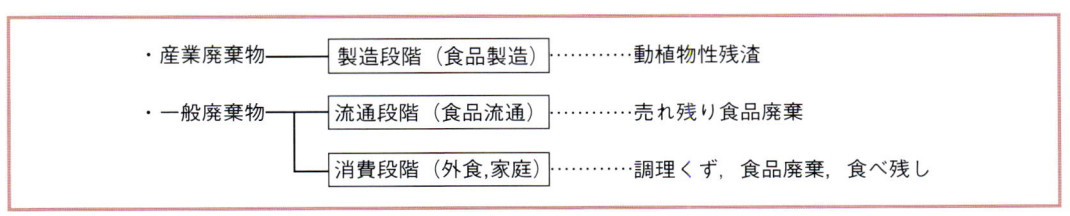

```
・産業廃棄物 ── 製造段階（食品製造）……動植物性残渣
・一般廃棄物 ┬─ 流通段階（食品流通）……売れ残り食品廃棄
             └─ 消費段階（外食，家庭）……調理くず，食品廃棄，食べ残し
```

図４-３　食品廃棄物の分類

　また，地球温暖化防止，循環型社会形成，戦略的産業育成，農山漁村活性化の観点からバイオマスの利用・活用促進に関する取り組みが行われている。バイオマスとは，家畜排泄物や生ごみ，木くずなど動植物の再生可能な有機性資源のことをいう。

＜参考文献＞
1）農林水産省ホームページ，http://www.maff.go.jp/
2）農林水産省：新たな食料・農業・農村基本計画のポイント，2007
3）農林水産省図書館：農林水産図書資料月報 web 版，19, 10, 2007
4）農林水産省：食品の流通部門の構造改善を図るための基本方針及び食品の流通部門の構造改善を図るための基本方針に係る施策工程表，2005

第5章 食文化の理解と伝承教育

I 世界の食文化

1．4大主食文化

　人は生命を維持するために食事をするが，人を取り巻く環境にはいろいろな気候・風土があり，食料となる動植物も異にする。身近に得られる動植物を摂取し，長い年月をかけて経験を積み重ね，より安全で栄養があり，美味しい食品を取捨選択し，それぞれの食文化を形成してきた。

　世界の食文化を，「何を食べるか」という食料資源から分類すると，麦文化（ヨーロッパ・地中海・ペルシャ・アラブ），雑穀文化（アフリカ・中南米），米文化（東南アジア），根菜類文化（太平洋諸国・南アメリカ・アフリカ中部）がある。

2．4大料理圏

　食事様式は，それぞれの地域に適した食べ方が発達してきた。歴史と文化が形成されてきた15世紀ごろの世界を料理圏で大きく分類すると，中国料理圏，インド料理圏，ヨーロッパ料理圏，ペルシャ・アラブ料理圏になる。

　中国料理圏では，豚肉を多く利用するが，乳・乳製品は利用しない。加熱料理が多く，特殊材料の保存食品が発達している。医食同源，薬膳，不老長寿の薬などの言葉が示すように，古くから食事が健康や寿命に影響を与えると考えられてきた。

　インド料理圏では，各種スパイスを組み合わせたカレーや，水牛・山羊の乳脂肪から作ったバターオイル状のギーを用いることが特徴である。宗教上から牛や豚は食べず羊と鶏を食す。

　ヨーロッパ料理圏では，主食はパンで，牛・豚肉などを多く利用する。また，ハム・ソーセージ

などの肉の加工品が発達し，香辛料も多く用いられる。

ペルシャ・アラブ料理圏は，羊の肉や脂，オリーブ油が用いられる。麦文化圏ではあるが，米をよく用い，行事の時にはピラフがよく作られる。強烈な香辛料を大量に用いる。

3．3大食事作法

世界の人々の食事する方法を大きく分けると，手を使って食事をする「手食」（東南アジア・中近東・アフリカ）が世界全体の約40％，箸を主に使って食事する「箸食」（中国・朝鮮半島・日本・台湾・ベトナム）は世界全体の約30％，ナイフ，フォーク，スプーンを使って食事する「ナイフ・フォーク・スプーン食（ナイフ食）」（ヨーロッパ・南北アメリカ・ロシア）は世界全体の約30％である。歴史的には手食が最も古く，箸食，ナイフ食の順に発展してきた。

食事作法の違いは，パサパサしたインディカ種の米は手食で食べられ，粘りのあるジャポニカ種の米は手につきやすいので箸食が適するが，肉を食べるには切り裂いたり突き刺したりできるナイフ食が適している，という食材による場合がある。一方，ヒンズー教やイスラム教などのように食べ物は神から与えられた神聖なものであり，食器，食具（箸やフォーク）は汚れたものであり，手が最も清浄という宗教的戒律による場合もある。調理法の違いとしては，箸は指の動きに合わせて挟めるので，中国料理のように油で加熱調理した熱いものを食べるために箸食が適している。

4．箸の文化

日本における箸文化については，3世紀に書かれた『魏志倭人伝』では「倭人は手食する」と箸を使っていなかったような記載があるが，同時期に書かれた『日本書紀』や『古事記』では箸の記載があり，これを起源とする説がある。また，7世紀に入って小野妹子ら遣隋使が多くの中国文化を日本に持ち帰り，その中に中国の食法と一緒に箸が日本に伝来したという説がある。

その後，聖徳太子が日本で初めて新しい箸食制度を朝廷の儀式で採用した。これが公の場で箸を使用した最初の儀式である。しかし，この時にはまだ庶民の間に箸食は広まっていなかった。8世紀の初めに箸食制度が進められ，庶民は手食から箸食へ移行した。

箸は通常，一膳，二膳と数えるが，それは鎌倉時代に1人用の膳が発達し，1つの膳に1つの箸が添えられたことに由来する。それまでは，一具・一隻・一双・一株・一囲などと数えていた。

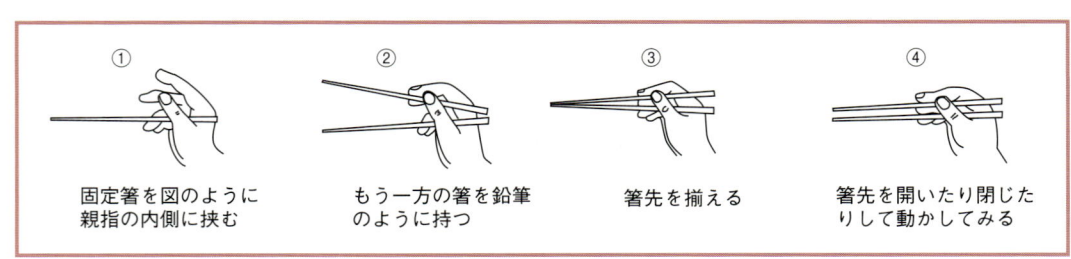

①	②	③	④
固定箸を図のように親指の内側に挟む	もう一方の箸を鉛筆のように持つ	箸先を揃える	箸先を開いたり閉じたりして動かしてみる

図5-1　箸の持ち方

使いやすい箸の長さは，自分の手首の付け根から中指の先までの長さに3cmを足した長さの箸である。正しい箸の持ち方は，図5-1に示す。箸の主な機能は，つまむ，切る，はさむ，ほぐす，はがす，すくう，くるむ，のせる，押さえる，分ける，支える，運ぶ，裂くなどがある。

昔から，食事中に他の人に不快な気持ちや不潔な感じを与えるような箸の使い方を嫌い箸と呼んで，無作法な行為とされる。嫌い箸とは，やってはいけない箸の使い方で，握り箸，拝み箸，横箸，違い箸など持ち方に関する嫌い箸や，突き箸，指し箸，叩き箸，寄せ箸，迷い箸，移り箸，探り箸など使い方に関する嫌い箸がある。楽しく気持ちのよい食事をするために嫌い箸は避ける。

II 日本の食文化

1．日本料理の歴史

1）原始時代

縄文時代（自然物雑食時代）には，狩猟や漁労によって鳥，獣肉類，魚介類を獲得し，山野に自生する植物を採取していた。弥生・古墳時代（主食・副食分離時代）には稲が伝来し，米を中心とした穀物が主食となり新しい食形態が誕生した。塩分は海水から得た結晶塩を利用するようになった。

2）古　　代

奈良時代（唐風模写時代）に入ると貴族階級は唐風を模倣し，庶民階級との食生活の差も著しく，貴族は米を，庶民は雑穀を主食とした。仏教の伝来にともなって貴族階級は肉食を禁忌したが，庶民は従来の食習慣を維持し食生活は健康的であった。平安時代（食生活形式化時代）には，貴族社会において年中行事が確立し，儀式における饗応膳も典礼化し「見る料理」が発達した。年中行事や供応食はその後庶民に広まり，おせち料理などの行事食として現代に伝わる。

3）中　　世

鎌倉時代（和食発達時代）は武士社会となり，当初は貴族階級とは異なり，主穀副肉の食生活を営んでいたが，禅宗の伝播とともに肉食を避けて寺院に精進料理が発達し，中国から伝えられた豆腐が普及した。禅寺の調理を担当する人の調理哲学や食べる人の心構えなど食事哲学が書かれた道元の『典座教訓』や『赴粥飯法』がある。

室町時代（和食熟成時代）に入ると，礼儀作法が重要視されるようになり，料理も技巧をこらし複雑化した。この時代の後半には四条，大草，進士流などの料理流派が現われ，互いに奥義や秘伝を

競った。禅や茶を中心とする東山文化が形成された。

4）近　世

　安土・桃山時代（和食発展時代）には，千利休によって茶の湯は茶道として完成され，懐石料理も確立した。南蛮貿易により，ポルトガル人やオランダ人から南蛮料理が伝わり，天ぷらなどの揚げ物料理や砂糖菓子（カステラ，ボーロ，コンペイトウ），西瓜，南瓜，とうもろこし，甘薯（かんしょ），馬鈴薯などの新しい食品も輸入された。食事の回数は，この時代に朝夕の二度食から三度食になった。

　江戸時代（和食完成時代）には，米は炊飯法が固定した。社会が安定化し諸国の郷土名物料理も発達した。この時代の中期には居酒屋，屋台店，茶漬屋，うどん屋，そば屋，鰻屋など多くの飲食店ができた。また長崎では，中国人やオランダ人より取り入れて独自の発展をした卓袱（しっぽく）料理が現れ，京都宇治では中国風精進料理の普茶料理が流行した。しかし，農民は貧しい食生活を営んでいた。

5）近　代

　明治時代（和洋食混合・西洋料理模倣時代）に入ると，文明開化により獣肉食の洋風料理が伝わり，牛鍋（すき焼き）が流行し，牛乳やパン，洋菓子類も普及した。大正時代（和洋食混合・西洋料理同化時代）には，家庭にも西洋料理が取り入れられるようになってきた。

　第2次大戦後は食料の生産技術や輸送手段が発達し，現代（和洋食混合・折衷時代）は，国際的なレベルで食料が動き，冷凍食品，レトルト食品などの加工食品や，中食といわれるお惣菜などが普及し，急激に食生活が簡便化し，伝統的な食事習慣や調理法の伝承が難しくなってきた。また，明治以来の欧米料理に加え，中国料理，諸外国の料理などをうまく取り入れ，バラエティーに富んだ食文化を形成しつつある。

2．日本料理の様式

　日本料理様式は，本膳料理，懐石料理，会席料理，精進料理，普茶（ふちゃ）料理などに分類できる。

　本膳料理は正式な饗応料理の献立形式で，平安時代の貴族たちの盛り膳が基になり，室町時代に大名の供応料理として内容，形式とも完成し豪華なものになった。江戸時代には簡略化されたものが庶民にも普及し，昭和初期頃まで冠婚葬祭など儀式料理として用いられた。正式な献立は，本膳，二の膳，三の膳，与の膳，中酒膳（酒の肴を供する膳）からなるが，現在では略式化した「袱紗（ふくさ）料理」を本膳料理と称している。献立の組み方は一汁三菜，二汁五菜，三汁七菜が基本であるが，一般に二汁五菜が多く用いられている。

　懐石料理の懐石とは，一時の空腹しのぎをするため温石（おんじゃく）を懐中（かいちゅう）にしたことに由来する禅宗から出た言葉で，一般的には茶事に供する軽い食事の料理を懐石という。懐石料理は，旬の食材を用い，簡素で合理的で味の調和した，食べ易いように配慮した料理である。献立は，汁，飯，向付け，椀盛り，焼き物の一汁三菜が基本で，強肴，箸洗い，八寸を添える。

会席料理は，江戸時代に町人達の俳句の会に出された料理で，形式や内容は本膳料理から来ているが，食事作法はくだけた宴会向きの客膳料理である。現在，招宴や式食で用いられている。献立の形式は一汁三菜を基本とし，五品献立，七品献立など，飯と香の物を除く料理の品数で数える。

　精進料理とは，食を以て修行（行鉢（たくはつ））する意味で，鎌倉時代に曹洞宗の開祖道元禅師により始まった。仏道に精進するものは殺生を禁ずる戒律を守り，動物性食品を使わず菜食とし質素を旨とした。食品はたんぱく質源としては豆類や豆腐，湯葉，高野豆腐など，脂質源としては，ごま，落花生，くるみなど植物性食品を使用し，味や栄養面を考慮して献立が整えられている。

　普茶料理とは，元禄時代に中国帰化僧の隠元禅師によって伝えられた精進料理で，黄檗（おうばく）流の普茶料理がある。

3．食事作法

1）座席の決め方

　出入り口に最も遠いところ，床の間がある場合は床の間を背にする位置が上座とする。

2）箸の使い方

　箸が袋に入っている場合は右手で箸を出し箸置きに置き，箸置きがない場合は膳の左端の縁に箸先をかけるか，箸袋で箸置きを作る。

　箸を持つ場合は，右手で上から箸を取り左手を箸の下に添え，右手を上から下に回して持ち直す。箸を置く場合は左手を添え，右手を上に回し箸を上からつかみ箸置きに置く。

　茶碗を手に持つ場合は，両手で茶碗を取り，左手で持ち，右手で上から箸を取り，茶碗を持っている左手の中指で支え，箸の下に右手をすべらす。箸を置く場合はその逆を行う（図5-2）。

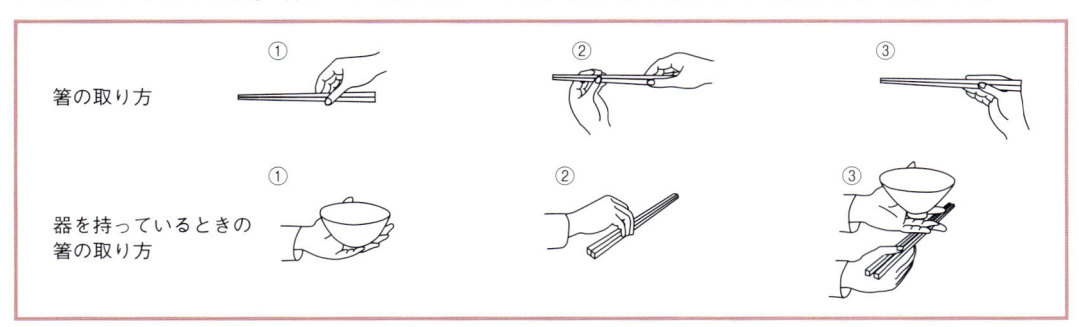

図5-2　箸と茶碗の持ち方

3）食事の仕方

　蓋（ふた）の取り方は，左手を添えながら右手で蓋を取り，左手に汁がこぼれないように裏返して渡し，

Ⅱ　日本の食文化

右手で持ち直し右側のものは右脇に置く。左側のものはそのまま左脇に置く。

　汁椀は，蓋を取った椀を両手で持ち，一口汁を頂いてから箸を取り上げ，実を食べ，椀を置く。次にご飯を食べ，ご飯茶碗を置き，汁または菜を食べるというように，ご飯と菜を交互に食べる。

　汁気のあるもの（向付けの猪口，小鉢）は左手に持って食べる。

　焼き物で尾頭付きの場合は，上身を食べたら中骨を箸で外し，皿の向こう側に置き，下身を食べる。食べ終わったら骨をまとめておく。

　ご飯をお代わりする時は，箸を置き，両手でお茶碗を差し出し，両手で受け取る。その間，菜には手をつけず待つ。受け取った茶碗は，一度，膳に置いてから食べる。

　香の物は取り回しの場合は，取り皿，ご飯茶碗の蓋に取る。

　食事が終了したときは，蓋のあるものは元通りに蓋をし，箸袋がある場合は，箸を袋に入れて膳の中央に置く。

Ⅲ 日本型食生活

1. 日本の伝統的な食生活

　日本では，奈良時代には肉食を行っていたが，仏教伝来とともに「肉食禁止」「殺生禁断」の勅令がたびたび出され，平安時代の末期にはほとんど食されなくなり，穀類，野菜類，魚類，海草類を中心にした，いわゆる粗食・素食といわれる食生活を送ってきた。

　「肉食禁止」をもたらした仏教は，インドで生まれシルクロードを通って中国に入り，朝鮮半島を経由して日本に伝来した。中国では，肉食禁止は仏僧に定着したのみである。朝鮮半島では，仏教の伝来した4世紀から5世紀にかけて肉食は自由であった。6世紀から肉食禁止が始まり，高句麗，百済，そして最後に新羅が殺生禁止をし，統一新羅の時代には魚を食べることすら禁止した。しかし，1231年から約130年間は遊牧民族である蒙古の支配を受け，蒙古の肉食文化の支配を受けた。また，朝鮮半島の人々も食文化が貧しいために蒙古に敗北したと考え，肉食を復活させた。

　蒙古は，日本へも鎌倉時代に2回襲来したが，「神風」が吹くことにより，蒙古を撃退した。そのため，肉食禁止の思想は修正されることなく，次第に国民に浸透していった。朝鮮半島との食文化における彼我の差は，このような歴史的背景の違いによる。

　日本では，庶民の間でもひそかに肉食は続けられていた。鳥は禁止されていなかったので，兎も一羽二羽と数え，「みなし鳥」として密かに食したり，鹿や猪の肉を中心に，労咳などの治療や滋養・強壮を目的とした肉食を「薬食い」と称して食していた。しかし，国民全体の栄養状態に影響するほどの量はなく，わが国の慢性的な低栄養の大きな要因となった。一方，江戸時代の唯一の例外と

して彦根藩では，牛の屠畜や牛肉食が公認され，藩の監督下，牛肉の味噌漬けや乾肉が生産され，将軍家や幕閣への進物として用いられていた。幕末から明治へと世の中が激変する過程で肉食が一般化し，牛肉食は「薬食い」から美味で栄養豊富な食物となった。

日本型食生活といわれる，米を主食，野菜や魚を副食とし，味噌やしょうゆを調味料とする食生活の原型は江戸時代に形成され，今日まで続いている。

2．日本の現代的な食生活

文明開化の明治維新になると，政府指導のもと，洋食と称しパンや，肉・乳類などの動物性食品が導入された。しかし，公的な食事の場と軍隊の食事には取り入れられたが，一般に普及するのは第2次世界大戦後である。

戦争直後は食料難であったため，アメリカ国内の慈善団体などによるアジア救済連盟（ララ：Licensed Agency for Relief in Asia），国連のガリオア資金（Government and Relief in Occupied Area）やエアロ資金（Economic Rehabilitation in Occupied Area），ユニセフ資金などによる小麦粉や脱脂粉乳などの贈与を受け，栄養失調の児童・生徒を救済する目的から学校給食が行われた。給食の主食はパンであったことから，一般家庭にもパン食が徐々に浸透していった。

1955年から20年間の高度成長期を経て，さらに食の洋風化が進み，一方では1960年にインスタントラーメンがヒットしてからはインスタント食品が次々に現れた。また，クッキー，チップ菓子が氾濫するようになり，子ども達の健康問題が浮上してきた。

1970年代に入るとマクドナルドが日本進出し，ファーストフードが流行した。また，食品冷凍産業の急激な進展によって冷凍食品が市場に出回るようになり，レトルト食品，持ち帰り食品などが登場した。さらに調理済み冷凍食品が開発されると，外食産業分野ではファーストフードレストランが台頭してきた。ここでは客の注文に応じて調理済み冷凍食品をオーブンなどで加熱して客にサービスするため，熟練した調理師は必要でなくなった。他方，調理済み冷凍食品業者は，冷凍医療食として病院に売り込むため厚生省などを動かし，冷凍医療食の使用に保険点数の特別加算を認めさせた経緯があった。しかし，冷凍医療食は現場の調理員などから反対され，衰退していった。

日本人の栄養摂取は，基本的に主食の米に頼るという状況が長く続き，栄養指導は米だけへの偏りを正そうとすることが主な目的であった。しかし，1980年代に入るとグルメブームが起きてきた。「食生活にはあまりお金をかけない」という従来の日本人の食生活観を完全にひるがえし，「美味しいものにお金を使うのは厭わない」という考えが定着してきた。高級な材料を申し訳程度に使い，手の込んだ料理を大きいきれいな器に入れ，高いお金を払うことをグルメと考える向きもある。

このブームに反し，「おふくろの味」という言葉も生まれてきた。

バブル経済が弾けた1990年代以降，健康ブームが到来して健康情報の氾濫とサプリメント市場の急増がみられた。また，高級料理のイメージがあるフランス料理などではなく，エスニック料理，イタリア料理（イタメシ）などが人気となった。

戦後の日本人の食生活は種々の社会的影響を受けて変遷し，現在はさらに食品産業や外食産業，コンビニエンスストアの発展に伴い，食の外部化が急激に進んできた。このような戦後急速な食の洋風化，外部化により，現在では肥満，メタボリックシンドローム，糖尿病や高脂血症などの疾患が急増し，大きな社会問題となっている。

3．スローフード運動

　スローフードという言葉は，ハンバーガーショップに代表されるファーストフードに対して，イタリア，ピエモンテ州のブラ（BRA）という小さな村で1986年にスタートしたNPO運動である。元来，イタリアの人たちは地域の特産物や郷土料理を大切にし，仲間と食事を楽しんできた。ローマのスペイン広場の一画にアメリカ系のファーストフード店がオープンしたことをきっかけに，カルロ・ペトリーニ氏がイタリアの食環境の危機を感じ，スローフード協会を設立した。その後，全世界を席巻したファーストフードによって味の均質化が生じていることを懸念した多くの人たちが，地元の食材や食文化を大事にしようと取り組み始めた。スローフードの「スロー」とは，ダラダラと時間をかけて食べることではなく，いつも漫然と摂取している食べ物や食べ方を一度ゆっくり見直してはどうかという提案である。スローフード協会の国際本部はブラにあり，日本では2001年に支部が誕生し，現在，世界46か国に支部を持つ。スローフード運動は，①消えてしまうと懸念される伝統的な食材や料理，質のよい食品，酒を守る，②質のよい素材を提供する小規模な生産者を守る，③消費者に味の教育を進める，などを目的としている。

　近年，わが国でも地方の特色ある野菜などの食材を用いる郷土食や地域の食文化の伝承などを見直そうという運動が各地で起こっている。また，各自治体や農家の人たち，都市部の人たちによって「地産地消」の取り組みや，食育活動が活発に行われるようになってきている。

4．日本型食事（主食・主菜・副菜・副々菜）

　農政審議会は1980年に望ましい食生活の将来像として，日本型食生活の形成と定着について「米などの我国の風土に適した基本的食糧を中心とした日本の食生活のよさを再評価し，これを定着させることが，食糧自給の面からも国民の健康面からも望ましいとするものである」と提唱している。

1）献立立案の手順

　食事の設計は，喫食対象，経済性，計画的な購入，調理器具設備，調理担当者の調理技術能力を考慮する。

　献立を立案する場合は，1日の給与量をバランスよく朝・昼・夕に配分し，下記の手順で行う。
① 最初に穀類エネルギー比から主食（ごはん，パン，めん）の種類と量を決める。対象者によって異なるが，目安量は米の場合70〜110 gである。同じ対象者の場合は，毎回計算する必要はないが，喫食状況，喫食者の健康状態を評価しながら給与量を考える。

② 主食に合わせた主菜（魚類，肉類，卵，大豆料理）の種類と量を決める。目安量は50〜70gで，脂肪の多い食材は量を少なく，脂肪の少ない食材は多めとする。
③ 主菜に合う副菜（野菜，きのこ，いも，海藻）の種類と量を決める。目安量は70〜120gで，緑黄色野菜とその他の野菜を1：2で用いるのが好ましい。
④ 汁物を決める。副々菜にしてもよい。場合によっては両方とも組み込んでもよい。海藻，きのこなども積極的に取り入れる。目安量は30〜50gで，副菜の野菜と重ならないようにする。
⑤ 果物，牛乳・乳製品を決める。果物は200g／日，牛乳・乳製品は合計で200g／日とする。果物1日分の1食平均は70gであるが，昼食に果物を摂りにくい場合は朝食や夕食の献立に各100gぐらい入れる。牛乳は朝食に200mLを加えるとバランスのよい食事となる。一般成人ではチーズやヨーグルトを約100g用いる場合は，牛乳は100mLとする。
⑥ 朝・昼・夕食の食品使用量は1食あたり男性600〜900g，女性500〜700gが目安となる。

また，食別配分比と，献立の組み合わせ・食事配膳の例を以下に示した。

表5-1　食別配分比

a．1食分を単位にした配分比
①朝食：昼食：夕食＝1：1：1
②朝食：昼食：夕食＝1：1.5：1.5
③朝食：昼食：夕食＝7：8：9

b．主食と副食に分けた配分比
①主食
❶朝食：昼食：夕食＝1：1：1
❷朝食：昼食：夕食＝0.9：1：1.1
①副食
❶朝食：昼食：夕食＝1：1.5：1.5
❷朝食：昼食：夕食＝3：4：5

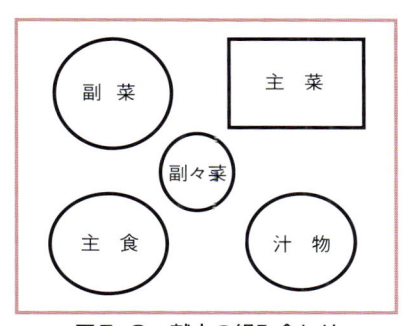

図5-3　献立の組み合わせ

Ⅳ　食文化の伝承

1．旬の食材

　日本は，南北に細長く，周囲を海に囲まれ内陸部は山という地形を持ち，四季があるという自然環境に恵まれているため，我々は，四季折々の産物を楽しむことができる。一般的に，野菜類や果物類は露地ものが量的に多く出回る最盛期を，魚介類は産卵期前の脂の乗った美味しい時期を「旬」という。旬の食材は，比較的各栄養素の含有量が高いものが多い。しかし，野菜類では促成や抑制

栽培，ハウス栽培などが盛んになり，「旬」がなくなりつつある。

2．日本の行事食

　日本の伝統的な行事の多くは，7～9世紀ごろ遣隋使や遣唐使により中国からもたらされ，平安時代に宮中で行われ始め，その後，庶民の間にも定着した。これら行事は年中行事ともいい，1年を通して決まった日に独特の形式や風習に則って儀式が行われ，付随する料理や食べ物がある。行事の際の食事を「ハレの食事」といい，日常の食事を「ケの食事」と称する。

　日本の伝統的な行事食には，表5-2のようなものがある。従来，行事は太陰暦で行われてきたが，現在の日本では太陽暦を用いているため，行事の多くが太陽暦で行われるようになってきた。そのため，「月」に関する行事の日は，太陽暦上では年によって移動することがある。

　日本で最も広く行われる行事や行事食は，お正月にかかわるもので，おせち料理やお雑煮を用意し，新年をお祝いする。近年，伝統的な行事は簡便化され，特に若い世代では日本の伝統的な行事より，欧米から伝えられたクリスマスやバレンタインデーを楽しんでいる。

　欧米では12月24日のクリスマス・イブから1月6日までがクリスマスシーズンで，クリスマス・イブを最も盛大に祝い，それぞれの国には伝統的なクリスマス料理が伝播した。クリスマスは本来，キリスト教にかかわる宗教行事であるが，日本では宗教に関係なく年中行事として楽しみ，クリスマス料理としてはローストチキン（欧米ではローストターキーとクランベリーソース，エッグノック），デザートとしてはクリスマスケーキ（ブッシュ・ド・ノエル，ショートケーキ）が準備される。

　その他，個人的な行事として，出産，誕生，入学，卒業，成人式，就職，結婚式，長寿を祝う儀式などがある。さらに，母の日，父の日，敬老の日など，敬意と感謝を込めて行う行事もある。

3．郷土料理

　人々は，それぞれの気候・風土から得られる海産物や農産物を利用し，地方独特の食文化を形成し，受け継いできた。このような，地方特有の料理を郷土料理という。

　郷土料理には，その地方独特の特産物を用い，その土地独自の料理法が発達したものや，広い地域で入手できる同じ特産物が，地方により異なった形態で伝承されているものもある。石狩鍋（北海道），むつごろうの蒲焼（佐賀），野沢菜漬け（長野），ゴーヤチャンプル（沖縄）などは前者で，小麦粉を原料とした麺の，ほうとう（山梨），きしめん（愛知），伊勢うどん（三重），讃岐うどん（香川），稲庭うどん（秋田）などは後者である。

　その他，ある地方の特産品が乾燥や塩蔵されて他の地域へ運ばれ，産地よりもむしろ消費地で調理法が発達したものもある。早朝，若狭湾で捕れた鯖にひと塩して「さば街道」を運び翌朝までに京に届けると，ちょうど美味しくなる時に京に着くため「塩鯖」は京都で消費された。また，北海道の特産品の「にしん」は乾燥され，京都に運ばれ，京料理の「お晩菜（家庭料理）」ばかりでなく，料亭料理としても使われた。

表5-2 日本の伝統的な行事食

月日	伝統行事	行事食
1月1日	元旦	正月の祝膳（正月料理）を作る。かち栗，するめ，田作り（米の豊作祈願），数の子（子孫繁栄），黒豆（まめに働けるように），昆布（喜ぶ）を用いる。雑煮は地方によって餅の形，具，調味料などが異なる。屠蘇酒，若水
1月7日	人日の節句	1年の邪気を払い万病を防ぐといわれる七草粥を作る。七草は七種ともいい，せり，なずな，ごぎょう，はこべら，ほとけのざ，すずな，すずしろをいう
1月11日	鏡開き	鏡餅入り小豆汁粉
1月15日	小正月	小豆粥・女正月ともいう
2月3日	節分	煎り豆，柊鰯（柊の枝に鰯の頭を刺したもの），恵方巻
3月3日	桃の節句（上巳の節句）	美しく健やかな成長を願う女子の祝い行事。白酒，菱餅，はまぐり料理，ちらし寿司料理など
3月20日前後	春の彼岸（春分の日）	牡丹餅・彼岸団子
4月8日	灌仏会（花祭り）	甘茶。釈迦（ゴータマ・シッダッタ）の誕生を祝う行事で，降誕得，浴仏会，龍華会などの別名もある。釈迦誕生の時に，龍が飛来して香油を注いだという故事による。花御堂の中に灌仏桶を置き甘茶を満たし，誕生仏の像をその中央に安置し，柄杓で像に甘茶をかけて祝う
5月5日	端午の節句（子供の日）	古くは男子の成長と出世を祈願する男子の祝の行事。菖蒲の節句ともいう。ちまき，柏餅，黄飯，鯉料理など
7月7日	七夕の節句	素麺。野菜や果物を供える
8月13〜15日	盂蘭盆	精進料理を作る。野菜や果物を供える
旧暦8月15日（9月）	月見（十五夜）	満月を鑑賞する行事で「中秋の名月」，「芋名月」と呼ばれる。月見団子（中国では月餅），蒸したきぬかつぎ（小粒の里芋）などを供える
9月9日	重陽の節句（菊の節句）	旧暦の9月9日は晩秋で，寒さに向かう時期である。無病息災と五穀豊穣を祝い，菊酒を頂く。『菊の着綿』は重陽の日に菊の花を綿で被い，早朝に朝露を含んだ綿を菊より外し，その綿で体を拭けば菊の薬効により無病であるという
旧暦9月13日（10月）	月見（十三夜）	十三夜の月見は日本独特の風習。十五夜だけの月見は「片月見」といって嫌われ，十三夜の月見も必ず行なうとされていた。「栗名月」「豆名月」「後の月」ともいう。月見団子，里芋，栗，枝豆
9月20日前後	秋の彼岸	おはぎ・彼岸団子
11月15日	七五三	千歳飴
11月23日	新嘗祭	新米での餅や赤飯。勤労感謝の日でもある
12月22日頃	冬至	冬至南瓜・冬至粥
12月31日	大晦日	年越し蕎麦

第6章 ライフステージと食育応援

I 乳幼児への食育

1. 乳幼児期の食育推進の考え方と到達目標

　乳幼児期は，食べる意欲を大切にし，食の体験を広げる時期であり，生涯の食習慣の基礎が形成される。よって，成長・発達段階に応じた食育を進めるとともに，あらゆる機会を通じ，食育の知識の普及や楽しい食育の実践が望まれる。家庭，保育所，幼稚園や地域社会で，子ども一人ひとりの「食べる力」を豊かに育むための支援環境づくりが求められている。

　到達目標としては，生涯にわたって健康で質の高い生活をおくる基本としての「食習慣の基礎の育成に向けてその基盤を培うこと」をあげている。そのためには，この時期に「楽しく食べる子ども」に成長することが重要である。

2. 授乳・離乳の支援（0〜1歳頃）

　授乳期および離乳期は，安心と安らぎの中で食べる意欲の基礎となり，母子の健康にとって重要な時期である。しかし，2005年「乳幼児栄養調査結果」によると，乳幼児の保護者は生後〜1年未満の時期に約40％が授乳や離乳食について不安やトラブルを抱えている。このような不安やトラブルに対して，厚生労働省雇用均等・児童家庭局母子保健課長通知として2007年3月に「授乳・離乳の支援ガイド」の策定について提案された。

　この授乳・離乳の支援は，①母子の健康維持とともに，親子のかかわりが健やかに形成されることが重要視される支援，②乳汁や離乳食といった「もの」にのみ目が向けられるのではなく，一人ひとりの子どもの成長・発達が尊重される支援を基本とするとともに，③妊産婦や子どもにかかわ

る保健医療従事者において，望ましい支援のあり方に関する基本的事項の共有化が図られ，④授乳・離乳への支援が，健やかな親子関係の形成や子どもの健やかな成長・発達への支援としてより多くの場で展開されることをねらいとしている。

１）乳児期の食育（生後１年まで）

　乳幼児期は，生涯にわたる人間形成の基盤を培う極めて重要な時期に当たる。食材との触れ合いや，食事の準備をはじめとする食に関するさまざまな体験や，指導を通じ，乳幼児期からの適切な食事のとり方や，望ましい食習慣の定着，豊かな人間性の育成などを図ることにある。また，授乳・離乳期においては，「授乳・離乳の支援ガイド」に沿って保護者の意向を尊重し，母乳育児がそのまま継続できるように支援を行う。「授乳・離乳の支援ガイド」に示された「６か月未満児の食育のねらいおよび内容」（表６-１）と「働き始めたお母さんと保育所での生活が始まった子どもへの支援」（表６-２）の実践例を示す。

表６-１　６か月未満児の食育のねらいおよび内容

１）ねらい
- お腹がすき，乳（母乳・ミルク）を飲みたい時，飲みたいだけゆったりと飲む。
- 安定した人間関係の中で，乳を吸い，心地よい生活を送る。

２）内容
- よく遊び，よく眠る。
- お腹がすいたら，泣く。
- 保育士にゆったり抱かれて，乳（母乳・ミルク）を飲む。
- 授乳してくれる人に関心を持つ。

３）配慮事項
- 一人一人の子どもの安定した生活のリズムを大切にしながら，心と体の発達を促すよう配慮すること。
- お腹がすき，泣くことが生きていくことの欲求の表出につながることを踏まえ，食欲を育むよう配慮すること。
- 一人一人の子どもの発育・発達状態を適切に把握し，家庭と連携をとりながら，個人差に配慮すること。
- 母乳育児を希望する保護者のために冷凍母乳による栄養法などの配慮を行う。冷凍母乳による授乳を行うときには，十分に清潔で衛生的に処置をすること。
- 食欲と人間関係が密接な関係にあることを踏まえ，愛情豊かな特定の大人との継続的で応答的な授乳中のかかわりが，子どもの人間への信頼，愛情の基盤となるように配慮すること。

（「保育所における食育に関する指針」平成16年３月29日雇児母第032901号保育課長通知「保育所における食を通じた子どもの健全育成（いわゆる「食育」）に関する取組の推進について」）

（資料；厚生労働省：授乳・離乳の支援ガイド，p.29, 2007）

表6-2 「働き始めたお母さんと保育所での生活が始まった子どもへの支援」の事例

入所当初の授乳に対する支援の実際	
子どもが保育所という新たな環境に慣れ，保護者が仕事との両立の中で新しい生活に対応していく過程での，授乳を通した支援の例	

4月入園したKちゃん（7か月） 食歴 ・母乳（1日6～7回） ・母親の外出の際は冷凍母乳で対応 ・保育所入所に備え，半月前よりミルクを開始するが一度も飲めたことがない。哺乳瓶以外でも飲めない。冷凍母乳は職場での採取が大変なのでミルクで対応してほしい ・離乳食は開始したばかり（おもゆ，野菜ペーストを食べるのみ）	入園後の経過 （■保育所や家庭の状況，配慮等，●子どもの姿）
	【4月3日（第1日目）】園で母親と一緒に昼まで過ごす ■母親に家庭と同じように食べさせ，ミルクを飲ませてもらう。 ●おもゆ20％食べ，野菜ペースト食べず。ミルクはまったく飲まない。
	【4月4～11日】 ■安心して授乳に向かうことができるよう，睡眠の確保，特定保育士とのスキンシップ，静かな場所での授乳などの手だてをとる。ミルクをまったく飲まないので母親の就労時間を短縮してもらう（7時40分～15時まで）。 ●離乳食を少し食べるが，ミルクはまったく飲まない。 睡眠も十分にとれず，保育士に抱っこされて過ごすことが多い。
	【4月12日】母親に保育所での現状をみてもらい，今後の対応を話し合う ■母親より就労時間を延ばしたいので冷凍母乳の希望がでる。園長，担当保育士，栄養士，看護師で話し合い，母親の意向を大事にし，冷凍母乳を開始。
	【4月13日】冷凍母乳開始 ■冷凍母乳の開始により見通しがもて，保育時間の延長を決定（7時40分～18時まで）。 　AM：離乳食＋冷凍母乳　　PM：冷凍母乳 ●離乳食を全量摂取できるようになってきた。冷凍母乳も全量摂取することができた。笑顔が出て長時間遊ぶことができる。一定時間安定して眠れるようになった。
	【4月29日～5月7日】連休を家庭で過ごす ●家庭でも離乳食を全量食べ，ミルクも200mL飲めた。安定して笑顔も多い。
	【5月9日】 ■保育所でも家庭の様子を踏まえ，ミルクを試みる。保育所でも初めてミルクを100mL飲む。離乳食をよく食べる。 ●担任以外の保育士や栄養士にも笑顔をみせてかかわり，遊ぶなど，人間関係の広がりがみられる。

（川崎市立戸手保育園　実践食育のアイディア「ゼロ歳児の食育の実践」，保育の友，平成18年7月号より）

（資料：厚生労働省：授乳・離乳の支援ガイド，p.29，2007）

2）離乳期の食育

　離乳期とは，「飲む」，「食べものを口にとり込む」，「飲み込む」，「かたまりをつぶす」など食べる機能を，生後5，6か月頃から約1年かけて，学び，発達させていく時期である。しかし，「食べる量がわからない」，「食べ物の種類が偏っている」，「乳汁と離乳とのバランスがわからない」などの不安が多い。次に示す「離乳の進め方の目安」，「咀嚼機能の発達の目安」を参考にして離乳を進めるとよい。この離乳期の前半では，少しずつ食べ物に親しみながら，咀嚼と嚥下を体験する重要の時期である。また，後半では，自分で食べるという意欲が芽生え「手づかみ食べ」がみられる。

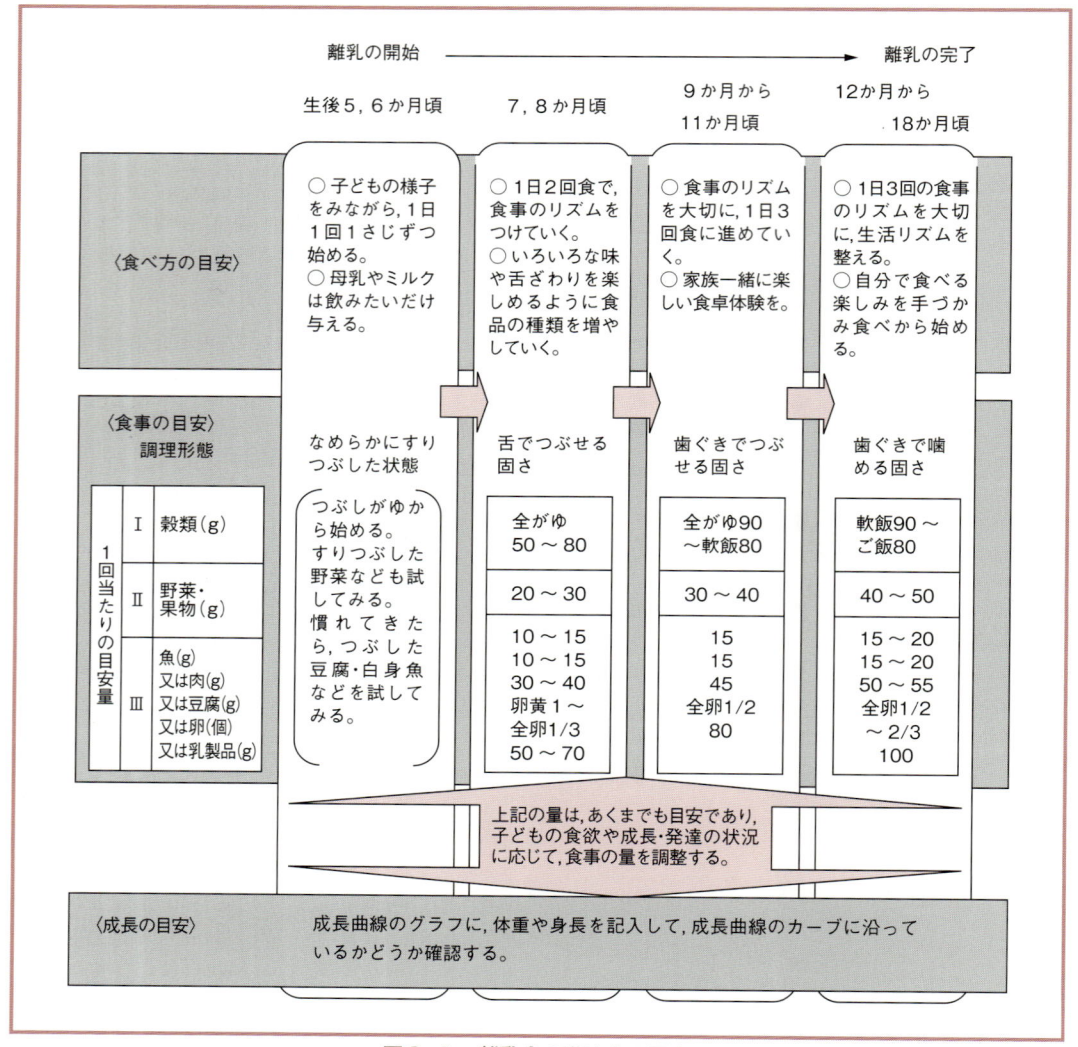

		離乳の開始 →→→→→→→→→→→ 離乳の完了			
		生後5,6か月頃	7,8か月頃	9か月から11か月頃	12か月から18か月頃
〈食べ方の目安〉		○子どもの様子をみながら，1日1回1さじずつ始める。 ○母乳やミルクは飲みたいだけ与える。	○1日2回食で，食事のリズムをつけていく。 ○いろいろな味や舌ざわりを楽しめるように食品の種類を増やしていく。	○食事のリズムを大切に，1日3回食に進めていく。 ○家族一緒に楽しい食卓体験を。	○1日3回の食事のリズムを大切に，生活リズムを整える。 ○自分で食べる楽しみを手づかみ食べから始める。
〈食事の目安〉 調理形態		なめらかにすりつぶした状態	舌でつぶせる固さ	歯ぐきでつぶせる固さ	歯ぐきで噛める固さ
1回当たりの目安量	Ⅰ 穀類(g)	つぶしがゆから始める。すりつぶした野菜なども試してみる。慣れてきたら，つぶした豆腐・白身魚などを試してみる。	全がゆ50～80	全がゆ90～軟飯80	軟飯90～ご飯80
	Ⅱ 野菜・果物(g)		20～30	30～40	40～50
	Ⅲ 魚(g) 又は肉(g) 又は豆腐(g) 又は卵(個) 又は乳製品(g)		10～15 10～15 30～40 卵黄1～全卵1/3 50～70	15 15 45 全卵1/2 80	15～20 15～20 50～55 全卵1/2～2/3 100
		上記の量は，あくまでも目安であり，子どもの食欲や成長・発達の状況に応じて，食事の量を調整する。			
〈成長の目安〉		成長曲線のグラフに，体重や身長を記入して，成長曲線のカーブに沿っているかどうか確認する。			

図6-1　離乳食の進め方の目安

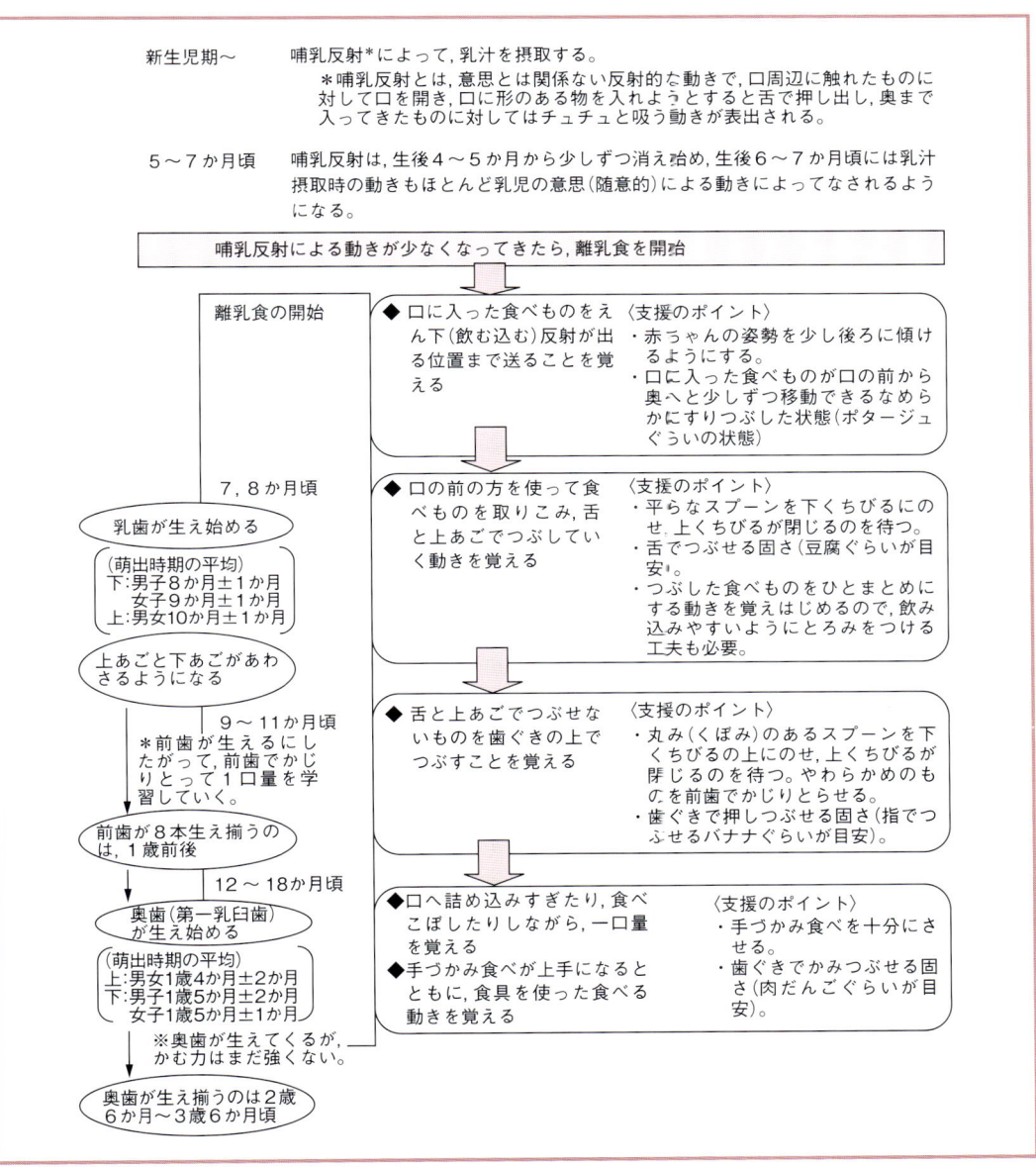

時期	発達	支援のポイント
新生児期〜	哺乳反射*によって，乳汁を摂取する。 *哺乳反射とは，意思とは関係ない反射的な動きで，口周辺に触れたものに対して口を開き，口に形のある物を入れようとすると舌で押し出し，奥まで入ってきたものに対してはチュチュと吸う動きが表出される。	
5〜7か月頃	哺乳反射は，生後4〜5か月から少しずつ消え始め，生後6〜7か月頃には乳汁摂取時の動きもほとんど乳児の意思(随意的)による動きによってなされるようになる。	

哺乳反射による動きが少なくなってきたら，離乳食を開始

- 離乳食の開始
  - ◆口に入った食べものをえん下(飲み込む)反射が出る位置まで送ることを覚える
  - 〈支援のポイント〉
    - ・赤ちゃんの姿勢を少し後ろに傾けるようにする。
    - ・口に入った食べものが口の前から奥へと少しずつ移動できるなめらかにすりつぶした状態(ポタージュぐらいの状態)

- 7, 8か月頃
  - 乳歯が生え始める
  - (萌出時期の平均)
    下：男子8か月±1か月
    女子9か月±1か月
    上：男女10か月±1か月
  - 上あごと下あごがあわさるようになる
  - ◆口の前の方を使って食べものを取りこみ，舌と上あごでつぶしていく動きを覚える
  - 〈支援のポイント〉
    - ・平らなスプーンを下くちびるにのせ，上くちびるが閉じるのを待つ。
    - ・舌でつぶせる固さ(豆腐ぐらいが目安)。
    - ・つぶした食べものをひとまとめにする動きを覚えはじめるので，飲み込みやすいようにとろみをつける工夫も必要。

- 9〜11か月頃
  - *前歯が生えるにしたがって，前歯でかじりとって1口量を学習していく。
  - 前歯が8本生え揃うのは，1歳前後
  - ◆舌と上あごでつぶせないものを歯ぐきの上でつぶすことを覚える
  - 〈支援のポイント〉
    - ・丸み(くぼみ)のあるスプーンを下くちびるの上にのせ，上くちびるが閉じるのを待つ。やわらかめのものを前歯でかじりとらせる。
    - ・歯ぐきで押しつぶせる固さ(指でつぶせるバナナぐらいが目安)。

- 12〜18か月頃
  - 奥歯(第一乳臼歯)が生え始める
  - (萌出時期の平均)
    上：男女1歳4か月±2か月
    下：男子1歳5か月±2か月
    女子1歳5か月±1か月
  - ※奥歯が生えてくるが，かむ力はまだ強くない。
  - 奥歯が生え揃うのは2歳6か月〜3歳6か月頃
  - ◆口へ詰め込みすぎたり，食べこぼしたりしながら，一口量を覚える
  - ◆手づかみ食べが上手になるとともに，食具を使った食べる動きを覚える
  - 〈支援のポイント〉
    - ・手づかみ食べを十分にさせる。
    - ・歯ぐきでかみつぶせる固さ(肉だんごぐらいが目安)。

図6-2　咀嚼機能の発達の目安

(資料) 1) 向井美恵編著：乳幼児の摂食指導，医歯薬出版，2000
2) 日本小児歯科学会：日本人小児における乳歯・永久歯の萌出時期に関する調査研究，小児歯科学雑誌1988；26(1)：1-18

3．楽しく食べる食育（1～2歳頃）

　幼児期は，日常生活の中で体験的な食習慣が身につくような食環境を整えることが大切である。平成17年度の乳幼児栄養調査によると，1歳を超えた子どもの食で困っていることの上位は「遊び食い」，「偏食する」，「むら食い」などの食行動である。

　この食行動には，養育者の過度の干渉や無関心など食へのかかわり方，食事の固さや味などの内容，起床時間や就寝時間，食事時間などの生活リズムの乱れなどが原因となっていることも多い。一方では，発達と密接にかかわっているもので，その状態がずっと続くわけではない。

　よって，食事を楽しいものと子どもに思わせるためにも「2歳児の食育のねらいおよび内容」に示すように，「楽しく食べる」ことに重点を置くことが重要である。

表6-3　2歳児の食育のねらいおよび内容

1）ねらい
　・食事を楽しめる子どもになる。
　・楽しい経験を増やす。
2）内容
　・お腹がすいたという感覚をもつ。
　・家族と一緒に楽しく食べる。
　・食べ物への関心を深める。
　・食べたいもの，好きなものを増やす。
3）配慮事項
　・たっぷりと遊んで決まった時間に食事をとるという規則正しい生活リズムを大切にする。空腹になり満たされた心地よさを繰り返し体験することによって，「楽しむ心」が育むように配慮すること。
　・家族と一緒に「楽しく食べる」ことで気持ちが安定し，身近な人との基本的信頼感を深めていく。なるべく家族がみんなで食卓を囲むようにする。
　・食材を目にしたり，手で触れたりなどの経験が多いほど，食べ物への興味が高まる。日常の中で食への関心を深めるとよい。
　・好き嫌いが一時的な場合がある。いろいろな調理方法を試し，「食べたい物，好きな物」を増やすように心がける。

4．生活習慣の基礎（3歳児）

　基本的な運動機能が伸び，それに伴い食事，排泄，衣類の着脱などもほぼ自力でできるようになる時期である。次に実践例を示す。

　例）手洗いの食育

　　重要目標（食事教育）
　　　・衛生的な扱いが必要なことを知る。
　　　・楽しい雰囲気の中で，いろいろな物を進んで食べる。

表6-4 手洗いの実践例

項　目			内　容
取り組みの項目			衛生的な扱いが必要なことを知る
ねらい			食中毒の怖さを伝え，正しい手の洗い方を知る
タイトル			きれいな手でごはんを食べよう！
対象クラス・人数			3歳児・25名
実施計画	現状把握	方法・内容	日常の手の洗いの状況
		結果・考察	・水で濡らし，スモックで手を拭く子どもがいるので，家庭での手の洗い方に問題があると思われる。 ・石鹸でしっかり手を洗ったか尋ねると，再度洗いに行く子どもがクラスの10%いる。 ・まだ手に石鹸が残ったままで，手拭で手を拭く子がいる。
	スタッフ		管理栄養士　保育士
	所要時間		30分
	場所・場面		3歳児クラス
	時期・期間・回数		毎月1回　衛生週間の日
	実施方法		紙芝居と実演
	社会資源の活用		
	準備物		紙芝居・石鹸・お手拭
実施内容			① 『てあらいじょうずにできるかなぁ』の紙芝居をする。 ② 手の洗い方の実演をする。 ③ 保護者あてに食育だよりを発行する。
評価	子どもの変化		・じっくり話を聞き，手の洗いの方法をよく見ていた。 ・手拭が上手に使え，水分が手に残っていない。 ・石鹸を使用して手を洗うようになった。 ・石鹸が残らないように充分に水洗いができるようになった。
	反省・今後の課題		・持続しない子どもがいるので，手洗いチェックなどを行い習慣化していきたい。 ・手を洗ってから給食までの間に，他のものにさわり衛生管理ができない子どもがいる。次回は手を洗ってから食べるまでの行動についても，指導していきたい。
家庭との連携			・子どもが手を洗っている様子を伝え，家庭でも行えるように働きかけた。 ・保育室と出入り口に子どもの様子を掲示して衛生管理の必要性を促した。
特記事項			

Ⅰ　乳幼児への食育

内　容	配　慮
①　『てあらいじょうずにできるかなぁ』の紙芝居をする。 　（先　生）「みんなは食事の時よく手を洗っていますか？」 　　　　　　「今日はどうして手洗いが大切かについて勉強しましょう。では，『てあらいじょうずにできるかなぁ』の紙芝居を読みます」 紙芝居を読み始める 　（子ども）「ももちゃん・・・お腹が痛い！」 　（先　生）「どうして・・・ももちゃんはお腹が痛くなったのかなぁ？」 　（子ども）「えー，」「遊んでいたのに手を洗わなかったからだ・・・」「まだバイキンが手に着いていたからだよ・・・」 　（先　生）「お水で手を洗ったよね・・・」 　（子ども）「そうだ，お水で洗ったー」「石鹸で洗わないでー，おやつを食べたよー」 　（先　生）「そうだね，石鹸でゴシゴシ洗っていなかったよね」 　　　　　　「手を洗うということは，ももちゃんのように石鹸をつけて洗うことね・・・」 　　　　　　「お水だけだとバイキンが落とせないよね・・・」 　（子ども）「お水で石鹸の泡も・・・・・・」 　（先　生）「そうだね，石鹸の泡もきれいに水で流し，乾いた手拭でふきとるのよ」 ②　手の洗い方の実演をする　（その場に水道と石鹸があるつもりで行う）。 　・水で手をぬらす 　・石鹸を手につけてよくこすって，泡を立てる 　・手のひらを洗う 　・手の甲を洗う 　・指の間を洗う 　・指の先，爪の間を洗う 　・手首を洗う 　・水で石鹸を良く洗い流す 　・乾いた手拭で拭く 　（先　生）「毎日頑張って，手をあらいましょう」 　（子ども）「はい，食べる前には手をきれいに・・・・・・」 ③　保護者あてに食育だよりを発行する。 　・衛生管理の必要性 　・子どもが手を洗っている様子	準備・・・紙芝居 『てあらいじょうずにできるかなぁ』 紙芝居の内容を思い出させる。 準備・・・手の洗い方の図 紙芝居の登場人物の名前を言いながら洗い方を確認する。

5．生活習慣の確立（4～6歳児）

　基本的な生活習慣が身に付き，自分なりに考えて，判断するなど，社会的に必要な基礎的な力を身につけていく時期である。次に実践例を示す。

　　例）収穫における食育

　　　重要目標（社会教育）
　　　　・食べることが，健康に大切であることを知る。
　　　　・食べ物の育ちを感じ，食べ物の命を知る。

表6-5 収穫における食育の実践例

項　目	内　容
取り組みの提言項目	野菜の育ちを感じる
ねらい	育ちに必要な条件，食の命を知る　緑の食べ物を理解する
タイトル	緑の食べ物「かいわれだいこん」を育てよう！
対象クラス・人数	5歳児・37名
実施計画　スタッフ	管理栄養士　教諭
実施計画　所要時間	
実施計画　場所・場面	5～6歳児クラス
実施計画　時期・期間・所要時間	5月　全4回で行い，1回を30分間で行う
実施計画　実施方法	育ちに必要な条件について，かいわれだいこんの育て方
実施計画　準備物	模造紙，マグネット，かいわれだいこん
実施内容	① 1回目：緑の食べ物を理解して，かいわれだいこんの種を蒔く。 ② 2回目：発芽の状況を確認する。 ③ 3回目：成長（5～6cm）していることを確認する。 ④ 4回目：収穫，食感を楽しむ。 ⑤ 保護者あてに食育だよりを発行する。
評価　子どもの変化	・種を数えるなど種に興味を示し，種蒔きに進んで取り組んでいた。 ・水の量を確認しあい，「植物は枯れちゃうよね！」と会話が多くみられた。 ・給食の野菜に興味をもち，「この人参もつくれるかなぁ」などの会話がみられるようになった。 ・給食の野菜を頑張って食べるようになった。 ・保護者と一緒に野菜を植え，世話をしていると報告する子どもが増えた。 ・夏野菜の栽培にも参加が増えた。
評価　反省・今後の課題	・興味の持てない子どももいるので，テーマを変えながら自発的に世話ができるものを取り組んで行きたい。 ・食べ物に感謝したり，命を感じさせることは難しいが，体験は食材に興味をもたせることから，回を重ね取り組んで行きたい。
家庭との連携	・興味の持てない子どももいるので，テーマを変えながら自発的に世話ができるものを取り組んで行きたい。 ・食べ物に感謝したり，命を感じさせることは難しいが，体験は食材に興味をもたせることから，回を重ね取り組んで行きたい。 ・食育だよりを通じてかいわれだいこんの種を蒔いたこと，園内で育てることを知らせた。 ・出入り口に子どもの様子を掲示して園内で育てることを知らせた。 ・かいわれだいこんを利用した献立を保護者から募集した。
家庭との連携	・食育だよりを通じてかいわれだいこんの種を蒔いたこと，園内で育てることを知らせた。 ・出入り口に子どもの様子を掲示して園内で育てることを知らせた。 ・かいわれだいこんを利用した献立を保護者から募集した。
特記事項	

内　容	配　慮
① 1回目：緑の食べ物を理解して，かいわれだいこんの種を蒔く（30分） 　かいわれだいこんについての説明をする（10分） 　（先　生）「今日から，かいわれだいこんの種をまいて，育てようと思います」・・・ 　　　　　「かいわれだいこん，何だろう」・・・「赤・黄・緑の食べ物覚えているかな！かいわれだいこんは何色にはいるかなぁ？・・・・・・」 　（子ども）「かいわれだいこんは緑の食べ物だよ…」 　（先　生）「他にどんな野菜があるかな？」・・・ 　（子ども）「ほうれんそう」「にんじん」・・・・ 　（先　生）「かいわれだいこんは緑の食べ物だよ…」 　　　　　「みんな，かいわれだいこんを知っているかな？」「かいわれだいこんは細くて小さいけれど，大根の仲間ですよ」 　　　　　「どんな味がするかなぁ？」・・・ 　（子ども）「少し辛い味がする」「サラダとして食べた」 　（先　生）「そうだね。サラダで食べることが多いね！」 　　　　　「今から，かいわれだいこんを育てようね。」・・・ 種を蒔く（20分） 　（先　生）「みんなはお野菜などの植物を育てたことがありますか？」 　（子ども）「ないー」「あるー」・・・ 　（先　生）「植物が育つのに必要なものがあるんだけれど，何だか分かりますか？」 　（子ども）「水」「土」・・・ 　（先　生）「植物が育つには，水とお日様の光と土が必要なんだよ・・・」 　　　　　「みんなもお外で遊ぶよね？」「土の上で，お日様の光を浴びて，のどが渇いたら水やお茶を飲むよね。植物も同じだよ。水をあげなかったら，植物は枯れちゃうよね！？植物にも「命」がある証拠だよ。その命をいただいて私たちみんな，大きくなっていくから，何でも残さず食べて，捨てないようにしようね！」 　（先　生）「じゃあ，これからかいわれだいこんの種を蒔こうね！・・・・・・」 　　　　　「始めに，名前シール，カップ，種とコットンを配ります。シールをもらったら自分のお名前を書いて，カップに貼ってくださいね」 　　　　　「さあ・・・カップの底にコットンを並べ，コットンの上に種が重ならないように蒔きます」「コットンにかぶる程度の水を入れてね・・・」 　（先　生）「みんなよくできたね！」 　　　　　「最初にお話した，植物が育つのに必要なことは何だったかな？」 　　　　　「水とお日様の光，そして土だったね」 　　　　　「今日，みんなが蒔いたかいわれだいこんには土がないけれど，カップの中のコットンが土のかわりをしているよ！」「土の中と同じように暗くしてあげると芽が出てくるよ」「暗くするのにはどうしらいいかなぁ？」 　（子ども）「箱の中！」・・ 　（先　生）「ダンボール箱の中に入れて，芽が出るのを待ちましょう・・・」 ② 2回目：発芽の状況を確認する（30分） 　（子ども）「えー芽が出ている」「元気ですか・・・」 　（先　生）「植物が育つには，何が必要だったかなぁ？」 　（子ども）「水とお日様の光と土が必要・・・」 　（先　生）「そうだね・・・」 　（子ども）「お水を飲んでいるのかなぁ・・・」 　（先　生）「コットンの水が少なくなっているね・・・そっと水をあげましょう・・・」	準備・・・かいわれだいこんの種・カップ（プラスチックの容器でも良い） 緑の食べ物について思い出させる。 野菜名を発表してもらう。 素材と料理とを関連させる。 準備・・・かいわれだいこんの育て方の図・ダンボール箱 子どもたちの行動と結びつけて，育ちに必要な条件を知ってもらう。 かいわれだいこんにも命があることを気づかせる。 子どもたちの進み状態をみながら，次の作業へ進める。 1〜2日で発芽。5〜6cmくらいに伸びるまでは，暗い場所または箱の中に入れて遮光する。新聞紙などを覆って遮光しても良い。 （発芽適温15〜30℃） 水が必要であることを促し，コットンが乾燥しないようにする。光にあてると成長が止まるので，ダンボール箱の中に入れたままで行う。 4〜5日後になると，5〜6cm程に成長する。「大きくなっているね」と声をかける。成長を気づかせ，喜びをもてるように，成長の様子を観察させ，絵に描く。

③ 3回目：成長（5～6cm）していることを確認する（30分） （先　生）「かいわれだいこんどうなったかなぁ？」 （子ども）「大きくなった・・・・・」「先に葉っぱがある」 （子どもの質問や反応にあわせて成長していることを感じさせる） （先　生）「お日様の光を浴びると，どんどん大きくなるよ・・・・・」 　　　　　「元気な緑色の葉になって成長するよ」「何処におきましょう？」	双葉を緑化するように，箱からだし，窓際に置く。光が必要であることを促し，日に当てる。
④ 4回目：収穫，食感を楽しむ（30分） （先　生）「みんな，かいわれだいこん大きくなったね」 （子ども）「わー大きい」「お店と一緒だ」・・・・・ （先　生）「葉は硬いかな？・・・・・柔らかい？・・・」 　　　　　「小さいかいわれだいこんもあるね！」・・・ （子ども）「まだ，あかちゃんのような小さな葉っぱもある・・・」「食べてみたい」 （先　生）「さあ，きれいに手を洗って，食べてみょうか！」 　　　　　「ゆっくり，食べてみて，どんな音，どんな味がするかな？」 （子ども）「白いところはシャリシャリだ」「葉っぱは柔らかい」・・・ 　　　　　「くさい」「おいしい」・・・ ⑤ 保護者あてに食育だよりを発行する ・食べ物の3色分け ・かいわれだいこんの種蒔きや収穫の様子 ・体と食べ物の関係についての説明	8～10日後にはさみなどを使って収穫をする。大きさや形が不ぞろいのものもあることを気づかせる。給食室できれいに洗ってもらう。 食感を感じさせ言葉で表現させる。 食べ物の命や感謝して食べることに話を結びつける。

＜参考文献＞

1）厚生労働省：授乳・離乳の支援ガイド，p.29,2007
2）食育推進ネットワーク委員：三泗地域食の提言，四日市保健福祉部，2006
3）栄養教諭創設プロジェクト専門委員：食に関する手引き，三重県教育委員会，2006

Ⅱ 児童・生徒への食育

1．身体的特徴

　児童とは6～12歳の小学生を指し，心身の発達がめざましく，食習慣の基礎を確立する時期である。とりわけ高学年児童は，自分の意思により，食事内容やその量を決める機会が多くなるため，正しい食事のあり方を理解し"望ましい食習慣を身につける"ことが大切である。身体的特徴として，身長には個人差はあるが女子は10歳頃，次いでおよそ2年遅れて男子は11～12歳頃から身長の発育速度（増加量cm／年）が加速する（図6-3）。やがて男子は女子を抜いて成人の身長に達する。身長が最大の発育速度に達してから，体重の発育速度（増加量kg／年）は加速する。体重では，男子は除脂肪量（骨・筋肉など）の増加，女子は体脂肪量の増加が顕著となる。

　次いで，生徒とは13～18歳の中学生・高校生を指し，クラブ活動やお稽古ごと，受験勉強や塾通いなど日常生活が夜型化し，生活リズムは乱れがちとなる。小林らは思春期（およそ9～18歳頃）の発育・発達について，①身体的成熟期，②二次性徴の発現，③アイデンティティ（identity）の確立という発達課題，④好奇心・想像力の増加，⑤情動の活性化，⑥性への目覚め，⑦認知・思考能力の発達など，心身ともに大きな変化を遂げる重要な時期であると報告している。これらの特徴を踏まえて，この時期には将来の"自立に向けた食生活の基礎づくり"が重要である。

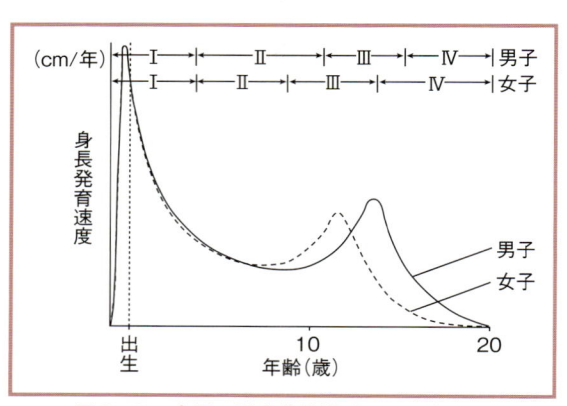

図6-3　身長の発育曲線模式図：発育速度
（資料：高石昌弘・樋口満・小島武次：からだの発達，大修館書店，1990，p.16）

2．児童・生徒における今日的な食育問題

1）味覚形成の発達と偏食

　味覚の形成には年齢に応じた段階的な発達がある（図6-4）。低学年児童は，甘味・旨味・塩味を好むが酸味や苦味・辛味は味覚が未発達のために好まない味となる。また，本能的に毒物は「苦い」，

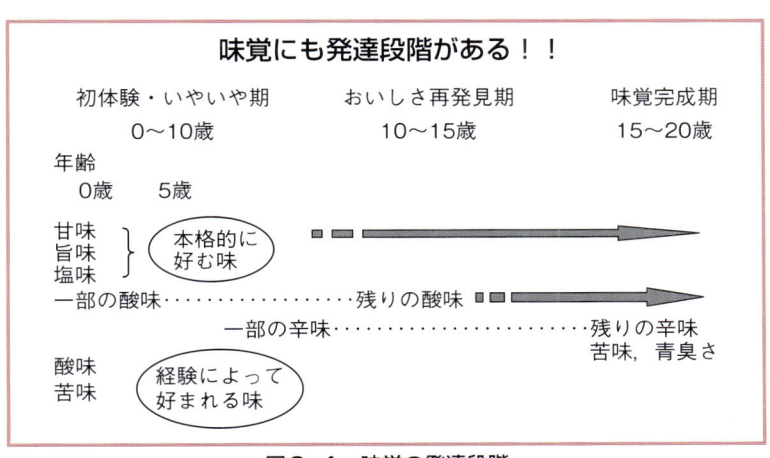

```
            味覚にも発達段階がある！！
        初体験・いやいや期    おいしさ再発見期    味覚完成期
           0〜10歳          10〜15歳       15〜20歳
      年齢
       0歳     5歳
     甘味  ⎫
     旨味  ⎬ （本格的に
     塩味  ⎭   好む味）
     一部の酸味・・・・・・・残りの酸味
              一部の辛味・・・・・・・残りの辛味
                              苦味, 青臭さ
     酸味    （経験によって
     苦味     好まれる味）
```

図6-4　味覚の発達段階

腐っているものは「酸っぱい」「生臭い」など防衛反応が芽生える。未だ経験したことのない味は子どもにとって苦手な味である。苦手な味を好む味に転化させるためには，着実にトレーニングすることが必要であり，食事の機会を積み重ねることによって養われる。例えば，野菜を苦手とする子どもには①野菜を肉や魚，卵，チーズなどの動物性食品や旨味成分と組み合わせることにより，苦手な味を薄くすることができる。②だしのうま味成分の活用やごま，のり，しらす干し，かつお節などの食品と新鮮な野菜を組み合わせることで野菜の独特の苦味などの風味を和らげることができる。このように多くの食材や調理の工夫により，子どもに豊富な体験をさせることで味覚の発達を促がせば，より多くのものをおいしく楽しく食べられるようになる。味覚形成への適切な配慮により，高学年児童になるとほぼ何でも食べられるようになる。好まない味を嫌い（偏食）と判断し，食卓に子どもが好んで食べる料理ばかり提供すると，かえって偏食を助長し栄養摂取がアンバランスとなる。身体の発達に応じた味覚形成の指導が大切である。

2）生活習慣と成長ホルモン

児童・生徒にとって十分な睡眠は，体と脳を休めるために必要不可欠なものである。また，睡眠中に体の調節や成長に必要な成長ホルモン（メラトニン・セロトニンなど）が盛んに分泌される。脳内の神経伝達物質の多くは必須アミノ酸，中でもトリプトファンが脳内で代謝されるときに生成される。高田はストレス時にはトリプトファンを大量に取り込むことにより，セロトニンを増やし精神的安定を図っていると述べている。よって，セロトニンは"癒しのホルモン"とも呼ばれている。セロトニンの生成には，①光にあたる，②運動をする，③明るい気持ち，④十分な睡眠，⑤メリハリのある生活，が刺激因子として生成を促進する（図6-5）。また，セロトニンが少ないと空腹感が解消されず，過食にも陥りやすい。

一方，メラトニンは脳の松果体でセロトニンを経て合成される。分泌量は24時間周期で変動し，

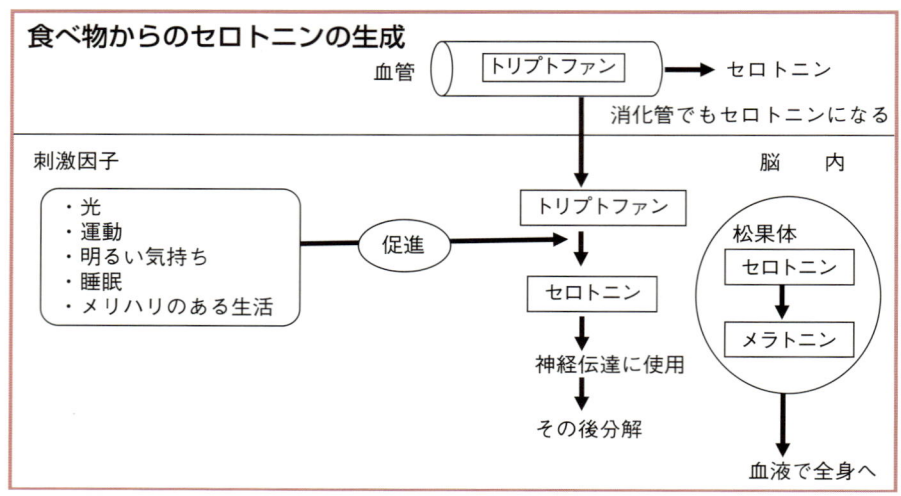

図6-5 セロトニン分泌刺激因子

（資料；高田明和：気になる食の問題クローズアップ，「食肉と健康に関するフォーラム」委員会編：望ましい成長期の食生活，2004，p.74より一部改変）

光を感じる昼間には分泌量が減少し，夜間では増加し午前2〜3時にピークとなり，朝7時頃には急降下する。よって，メラトニンは睡眠を誘発し体内時計を調節する役割をすることから"睡眠ホルモン"とも呼ぶ。睡眠は体の免疫力を高め，健康的な生活リズムを築くことができる。夜型の生活はメラトニン分泌を抑制することになり，目覚めや睡眠導入の妨げともなり，過食を誘発する。早寝・早起きの規則的な生活習慣を習慣化することが重要である。

3）咀嚼の効果

「よく噛みなさい」「好き嫌いはダメ」「間食は控えめに」と厳しく教え育てていた時代からみると，現在は柔らかくておいしいものでなければ食べないという軟食グルメ志向の子どもたちが増加していることが危惧されている。

よく噛む習慣は，体・脳・心のバランスを守り，健康に恵まれた生涯を送るための基本的な条件である。食べるときによく噛むと物理的な力で歯があごの骨に強く密着する。あごの骨の表面で骨芽細胞が積極的に栄養を取り込もうとすることにより，丈夫な歯やあごを形成する。加えて，唾液の分泌量が増え消化を促進するなど，たくさんの好ましい効果が認められている（表6-6）。

表6-6 咀嚼の効用

ひ：肥満防止
み：味覚の発達
こ：言葉の発達
の：脳の発達
は：歯の病気予防
が：癌の予防
い：胃腸の働きを促進
ぜ：全身の体力向上とストレス解消
・集中力を高める
・リラックスする効果がある
・記憶力や空間認知力の向上

（注1）卑弥呼の歯がいーぜ（八大効果）
（注2）その他効用

4）朝食の大切さ

　人間は，眠っている間に筋肉や肝臓に貯えられたグリコーゲン（エネルギー）を使い果たし，起床時は車にたとえるとガス欠状態にある。また，体温や心拍数・血圧なども低下し，不感蒸泄（汗）や排尿などにより体液や血液は濃縮されている。起床したら，まだ眠っている状態の脳を朝食でやさしく目覚めさせることが必要である。理想的な朝食を示す（図6-6）。育ち盛りの児童・生徒が朝食を欠食すると，エネルギー不足による集中力などの低下から，午前中の活動に大きく支障をきたすことが考えられる（図6-7）。

　朝食を大切にすると，生活リズムは夜型でなく朝型になる。「早寝早起き朝ごはん」は共食でが児童・生徒にとって好ましい生活リズムとなる。朝の忙しい時間帯に，簡単に料理ができて栄養バランスのとれた食事は，日本型食生活である。起床後30分程度身体のウォーミングアップをする，そ

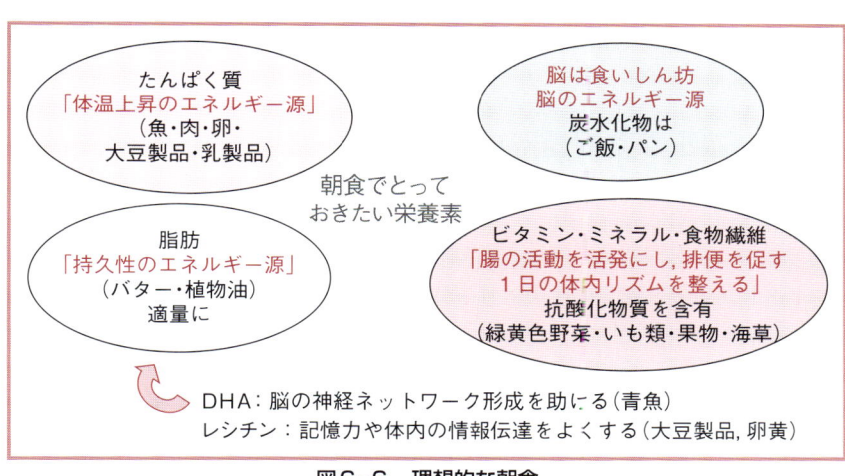

朝食でとっておきたい栄養素

- たんぱく質
「体温上昇のエネルギー源」
（魚・肉・卵・大豆製品・乳製品）

- 脳は食いしん坊
脳のエネルギー源
炭水化物は
（ご飯・パン）

- 脂肪
「持久性のエネルギー源」
（バター・植物油）
適量に

- ビタミン・ミネラル・食物繊維
「腸の活動を活発にし，排便を促す
1日の体内リズムを整える」
抗酸化物質を含有
（緑黄色野菜・いも類・果物・海草）

DHA：脳の神経ネットワーク形成を助ける（青魚）
レシチン：記憶力や体内の情報伝達をよくする（大豆製品，卵黄）

図6-6　理想的な朝食

朝食をとらないとどうなる？

ガス欠状態で昼食まで過ごすと

- 体力や集中力, 持久力, 記憶力が低下
- 生体の活動リズムが乱れる
- 学習の能率が上がらない
- 疲労やイライラ, 立ちくらみなどの不定愁訴を招く
- 風邪を引きやすく, 頭痛, 腹痛などの健康障害
- 潜在的な貧血
- 間食や夜食症的摂取パターンによる代謝障害の引き金となり, 肥満にもつながる

図6-7　朝食の欠食による弊害

しておいしい朝食を家族と一緒に楽しく食べる。このような環境を整えることが必要である。

5）間食のとり方

　間食は食べる欲求と楽しみとを同時に満たし，空腹感を和らげ，1日3食で不足がちな栄養素を補給する役割がある。しかし，夕食をおいしく食べるためには，程よい空腹感が必要である。市販のスナック菓子やスウィーツには，塩や脂質，糖質が多く含まれ，多分に習慣化するので栄養バランスを崩しやすいという問題がある。間食には工夫が必要である。栄養学的には，旬の果物や木の実，小さなおにぎりやサンドイッチ，さつまいもや牛乳など，シンプルな間食がよい。

　食事をするたび口の中は酸性になり，脱灰（だっかい）（歯の成分が溶け出す）するが，唾液の作用により約40分間でpHは元に戻り，再石灰化が生じて歯の成分も元に戻る。しかし，間食が多い子どもはpHが元に戻る以前に，または元に戻ってもすぐに飲食をしてしまうので，口の中は酸性状態が長くつづき，虫歯にかかりやすくなる。さらにあまり噛まないですむスナック菓子は，満腹中枢が作動せず次々と食べ続けてしまい肥満の原因となる。児童・生徒の間食は適度な量と時間とに配慮することが必要である。

3．行動変容と適正な食習慣形成―社会的認知理論（social cognitive theory：SCT）の応用

　Banduraらが考案した社会的認知理論（社会的学習理論：social cognitive theory：SCT）は，それまでのSkinnerのオペラント学習理論に代表される強化理論について，人間の認識や価値観が考慮されずより複雑な社会的行動を説明するには限界があると批判し，認知的要因を重視した学習理論を発展させた。この理論は，行動の形成や変容はその行動の結果のみに依存するのではなく，他人の行動の観察学習（モデリング）やシンボルによっても行動が形成され変容される。自己経験や代理経験を通して自己効力（self efficacy）を強化することによって行動変容がなされるという新しい概念を提唱している。ここでは①自己効力感を高める食育，②自己管理能力を高める食育，③食行動と環境との相互関係を考えた食育について述べる。

1）自己効力感を高める食育

　行動変容には，結果予期（outcome expectations）と効力予期（efficacy expectations）が重要な認知的要因である。行動を実行するには，その行動を実行するとどのような結果が得られると考えているか（結果予期），その行動をどれくらい自分は実行できるか（効力予期）という要因が伴う。つまりこれらを自己効力感と呼び，自分はその行動を実行できるという自信（確信）を意味する。自己効力感を高めるための4つの要因は，次のとおりである。

　① 成功体験：過去に成果が見られたことを思い起こさせる。ロールプレイングを用いて前もって練習させる。

② 代理体験：既に行動を起こしている人の体験を聞く。また その人の行動を真似る。
③ 言語的説得：周囲の人から子どもに「あなたなら大丈夫だよ。できる」とはっきりと言う。また，お互いの話し合いで行動目標はできそうなものになっているか確認する。
④ 情動的喚起：行動の実行を妨げる情動状態のコントロールや対処法を考える。

2）自己管理能力を高める食育

人間は自分を調整する能力をもっている（自己調整機能）。この考え方を取り入れた方法にセルフモニタリング（自己監視法）がある。「早寝早起き朝ごはんチェック」の表を用いて，「昨日寝た時刻」「今日起きた時刻」「朝食の内容」「一緒に食べた人数」「体の調子」「心の状態」「自己評価」など2週間にわたって記入させる（表6-7）。

このようにして自己観察することにより，自分の行動を評価・考察し，セルフコントロールができるようになる。

表6-7　自己管理表

3）認知要因・食行動・食環境のトータル的な相互決定主義の食育

児童・生徒の食行動変容には，認知的レベル（個人の気持ちや考え方），実践的なスキル（食知識・調理技術・料理の組み合わせ方など），環境的レベル（環境を変化させる）をうまく組み合わせ，行動変容のための効果的な食育をすすめる。

これまでの栄養教育は，KAPモデル（知識（knowledge）の習得が，態度（attitudes）の変容をもたらし，

結果として習慣（practice）が変容すると考える理論のこと）などに依存していた。今日的な栄養教育においては，煩雑で流動的な社会的な環境を前提にして，行動科学にもとづく新しい理論やモデルをいくつか組み合わせて応用することにより，さらに行動変容が継続・習慣化できるように取り組み効果を高めている。

4．食育の実践例―高学年：総合的な学習の時間における食育

　小学校において食に関する指導は複数の教科で行われるが，ここでは総合的な学習の時間における実践例を取り上げる。この教科のねらいは，学習指導要領の総則に①問題解決能力を育てる，②自己の生き方を考えることができる，③知の総合化を目指す，と述べられている。

　愛知県Ｉ市立Ｏ小学校5学年1組（男子18名，女子17名）における実践例を以下に示す。例年，5学年は地域の田を借りての米作り体験と収穫したもち米で餅つきを行って秋の「下津っ子祭り」に参加してきた。この特色を生かし，「お米から広がる世界」を単元構想図に描き，年間指導計画（60時完了）を立てた（表6－8）。朝食調べの結果に基づき，目指す児童像を（a）食を大切にし，食や食に携わる家族や地域の人に感謝する子，（b）食生活を振り返り，自己の食生活の改善を図ろうとする子，と設定した。そして，体験的な学びを工夫し，家庭・地域とともに学ぶ食育を通して着実に成長を促すため，いくつかの手だてを創案して指導にあたった。

　食という問題との出会い，問題点の追究，成果の発信，諸活動の振り返り，児童の自主性や自発性を尊重して段階的に進め，興味や関心を広げるとともに実践を通して理解を深め，問題解決能力の育成を目指した。実際の指導については以下に述べる。

4～6月

① お米博士になろう（お米との出会い）：「煎餅」と「おかき」を提示して，双方のお菓子の違いを探させて，お米への関心と興味を喚起することで問題導入を試みた。「煎餅」がうるち米，「おかき」がもち米であることが判明し，米がご飯だけでなくお菓子の原料に使われていることに驚いた。児童は調べたいことを決めてお米博士になろうという呼びかけに積極的に反応し，各自が調べた結果をポスターセッションで発表し合って，お米に関する知識を広げていった。

② 農業体験をしよう（肥料まき・田植え）：前もって社会科の授業で米作りの学習を行い（著名な米作地帯である庄内平野の存在などを確認），さらに農家の方から直接米作りの大変さについて話を聞いた。児童は田んぼに入り泥まみれになって早苗を植えつける体験をし，農家の苦労を実感した。

③ 大学生による出前授業（なぜ毎日ご飯を食べるのか）：家庭科の授業の一環として，地元の大学で健康栄養学を専攻する学生たちをゲストティーチャーに受け入れ，食への関心を高めることと正しい知識の定着を図った。

④ 他教科や道徳との関連：出前授業と並行させ，漁業が盛んな枕崎市について食材供給の視点から学ばせた（社会科）。また，金子みすゞの詩「大漁」を基に考えさせ，食に感謝する意識の向上

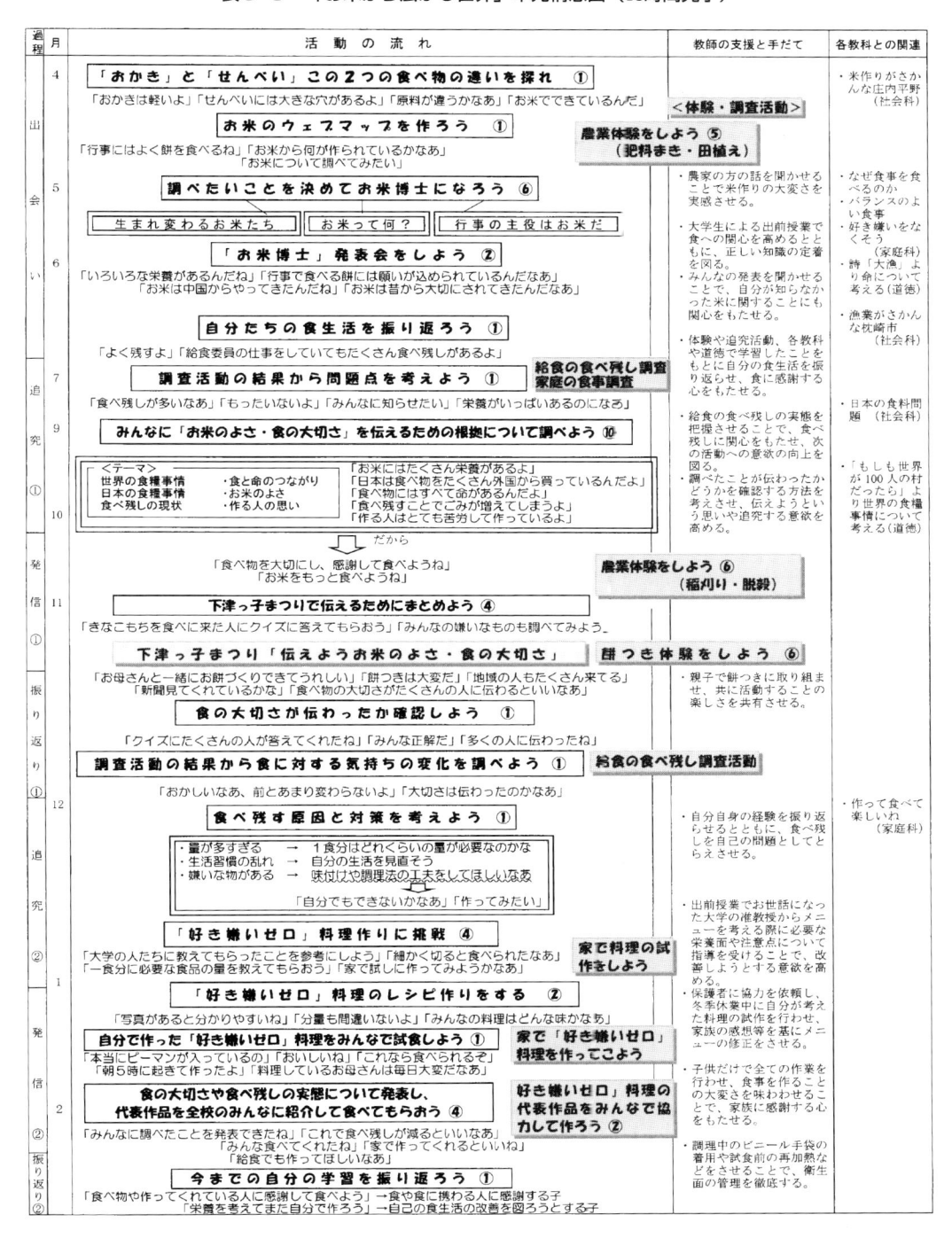

表6-8　「お米から広がる世界」単元構想図（60時間完了）

過程	月	活動の流れ	教師の支援と手だて	各教科との関連
出会い	4	**「おかき」と「せんべい」この２つの食べ物の違いを探れ** ① 「おかきは軽いよ」「せんべいには大きな穴があるよ」「原料が違うかなあ」「お米でできているんだ」 **お米のウェブマップを作ろう** ① 「行事にはよく餅を食べるね」「お米から何が作られているかなあ」「お米について調べてみたい」	<体験・調査活動> 農業体験をしよう ⑤ （肥料まき・田植え） ・農家の方の話を聞かせることで米作りの大変さを実感させる。	・米作りがさかんな庄内平野（社会科） ・なぜ食事をとるのか ・バランスのよい食事 ・好き嫌いをなくそう（家庭科）
	5 6	**調べたいことを決めてお米博士になろう** ⑥ ｜生まれ変わるお米たち｜お米って何？｜行事の主役はお米だ｜ **「お米博士」発表会をしよう** ② 「いろいろな栄養があるんだね」「行事で食べる餅には願いが込められているんだなあ」 「お米は中国からやってきたんだね」「お米は昔から大切にされてきたんだなあ」	・大学生による出前授業で食への関心を高めるとともに、正しい知識の定着を図る。 ・みんなの発表を聞かせることで、自分が知らなかった米に関することにも関心をもたせる。	・詩「大漁」より命について考える（道徳） ・漁業がさかんな枕崎市（社会科）
追究①	7 9	**自分たちの食生活を振り返ろう** ① 「よく残すよ」「給食委員の仕事をしていてもたくさん食べ残しがあるよ」 **調査活動の結果から問題点を考えよう** ① 「食べ残しが多いなあ」「もったいないよ」「みんなに知らせたい」「栄養がいっぱいあるのになあ」 **みんなに「お米のよさ・食の大切さ」を伝えるための根拠について調べよう** ⑩	給食の食べ残し調査 家庭の食事調査 ・体験や追究活動、各教科や道徳で学習したことをもとに自分の食生活を振り返らせ、食に感謝する心をもたせる。 ・給食の食べ残しの実態を把握させることで、食べ残しに関心をもたせ、次の活動への意欲の向上を図る。	・日本の食料問題（社会科）
	10	＜テーマ＞ 世界の食糧事情　・食と命のつながり　「お米にはたくさん栄養があるよ」 日本の食糧事情　・お米のよさ　「日本は食べ物をたくさん外国から買っているんだよ」 食べ残しの現状　・作る人の思い　「食べ物にはすべて命があるんだね」 「食べ残すことでごみが増えてしまうよ」 「作る人はとても苦労して作っているよ」 ↓だから 「食べ物を大切にし、感謝して食べようね」 「お米をもっと食べようね」	・調べたことが伝わったかどうかを確認する方法を考えさせ、伝えようという思いや追究する意欲を高める。 農業体験をしよう ⑥ （稲刈り・脱穀）	・「もしも世界が100人の村だったら」より世界の食糧事情について考える（道徳）
発信①	11	**下津っ子まつりで伝えるためにまとめよう** ④ 「きなこもちを食べに来た人にクイズに答えてもらおう」「みんなの嫌いなものも調べてみよう」 **下津っ子まつり「伝えようお米のよさ・食の大切さ」** 「お母さんと一緒にお餅づくりできてうれしい」「お餅つきは大変だ」「地域の人もたくさん来てる」 「新聞見てくれているかな」「食べ物の大切さがたくさんの人に伝わるといいなあ」 **食の大切さが伝わったか確認しよう** ①	餅つき体験をしよう ⑥ ・親子で餅つきに取り組ませ、共に活動することの楽しさを共有させる。	
振り返り①		「クイズにたくさんの人が答えてくれたね」「みんな正解だ」「多くの人に伝わったね」 **調査活動の結果から食に対する気持ちの変化を調べよう** ①	給食の食べ残し調査活動	
追究②	12	「おかしいなあ、前とあまり変わらないよ」「大切さは伝わったのかなあ」 **食べ残す原因と対策を考えよう** ① ・量が多すぎる　→　１食分はどれくらいの量が必要なのかな ・生活習慣の乱れ　→　自分の生活を見直そう ・嫌いな物がある　→　味付けや調理法の工夫をしてほしいなあ 「自分でもできないかなあ」「作ってみたい」	・自分自身の経験を振り返らせるとともに、食べ残しを自己の問題としてとらえさせる。	・作って食べて楽しいね（家庭科）
	1	**「好き嫌いゼロ」料理作りに挑戦** ④ 「大学の人たちに教えてもらったことを参考にしよう」「細かく切ると食べられたなあ」 「一食分に必要な食品の量を教えてもらおう」「家で試しに作ってみようかな」 **「好き嫌いゼロ」料理のレシピ作りをする** ②	家で料理の試作をしよう ・出前授業でお世話になった大学の准教授からメニューを考える際に必要な栄養面や注意点について指導を受けることで、改善しようとする意欲を高める。	
発信②		「写真があると分かりやすいね」「分量も間違いないよ」「みんなの料理はどんな味かなあ」 **自分で作った「好き嫌いゼロ」料理をみんなで試食しよう** ① 「本当にピーマンが入っているの」「おいしいね」「これなら食べられるぞ」 「朝5時に起きて作ったよ」「料理しているお母さんは毎日大変だなあ」	家で「好き嫌いゼロ」料理を作ってこよう ・保護者に協力を依頼し、冬季休業中に自分が考えた料理の試作を行わせ、家族の感想等を基にメニューの修正を行う。	
	2	**食の大切さや食べ残しの実態について発表し、代表作品を全校のみんなに紹介して食べてもらおう** ④ 「みんなに調べたことを発表できたね」「これで食べ残しが減るといいなあ」 「みんなほめてくれたね」「家で作ってくれるといいね」 「給食でも作ってほしいなあ」	「好き嫌いゼロ」料理の代表作品をみんなで協力して作ろう ② ・子供だけで全ての作業を行わせ、食事を作ることの大変さを味わわせることで、家族に感謝する心をもたせる。	
振り返り②		**今までの自分の学習を振り返ろう** ① 「食べ物や作ってくれている人に感謝して食べよう」→食や食に携わる人に感謝する子 「栄養を考えてまた自分で作ろう」→自己の食生活の改善を図ろうとする子	・調理中のビニール手袋の着用や試食前の再加熱などをさせることで、衛生面の管理を徹底する。	

Ⅱ　児童・生徒への食育

を図った（道徳）。

7～10月

⑤ 調査活動の結果から考えよう（振り返りの場と給食の食べ残し調査・家庭の食事調査）：食を大切にしようとする意識が高まってきた状況を見極め，自分たちの食生活を振り返らせることにした。自分自身が食べ残しをすることに気づき，「学校全体でどれだけ食べ残しがあるかを調べたい」と給食の残菜調査を行い，10日間で10kgもの食べ残しがあることを知って驚いた。次いで家庭の食事調査も行い，食べ残しの事実を確かめた。

　自分たちの学級においては，学校給食の役割と意義について学校栄養職員から学ぶとともに，自分たちは残さず全部食べようと，給食当番が当日の料理を残さず各自の食器に盛り付ける工夫を重ね，全校にも食べ残しを減らすことを呼びかけることに決めた。そして，「お米のよさ・食の大切さ」を伝えるための根拠について調べることにした（追究）。「食と命のつながり」「お米のよさ」「作る人の思い」をテーマに調べを進め，日本の食糧問題（社会科）や世界の食糧事情『もしも世界が100人の村だったら』（道徳）を並行して学んだ。

11～12月

⑥ 農業体験をしよう（稲刈り・脱穀）：実りの秋を迎えて，農家の方の指導を受け稲刈りと脱穀の体験を積み，収穫の喜びを味わった。

⑦ 伝えよう「お米のよさ・食の大切さ」：発信する場を家族や地域の人も参加する「下津っ子祭り」でと決め，親子でする餅つきのイベントにクイズを加え，クイズ解答者にきなこもちを振る舞うことにした。また，「日本の食糧事情」「世界の食糧事情」「食と命のつながり」「生産者の思い」「食べ残しとごみ問題」「お米のよさ」について，壁新聞を作成して情報を発信し，そこにクイズ問題を出した。後日，クイズの解答結果を調べ，食の大切さが伝わった否かをみんなで確認した。

⑧ 調査活動の結果から考えよう（給食の食べ残し再調査・原因と対策）：再び調査を実施した結果，全校の残菜量は1日に2kg程度に減っていて，全校に食の大切さが伝わったと分析した。しかし，食べ残しがゼロになる日は一度もないことにも気づいた。量が多すぎる，生活習慣の乱れによるという意見が出たが，話し合いの結果，一番の原因は嫌いな物があるからで，嫌いな物でも食べられる料理があれば残菜がゼロになるのではないか，と意見がまとまった（追究）。

1～2月

⑨ 「好き嫌いゼロ」の料理作り：出前授業での調理実習から学んだ嫌いな物を食べられるようにする調理法と栄養バランスの知識と体験，みんなが考えた料理の代表作を給食の献立に採用してもよいという学校栄養職員の励ましを受けて，各自家庭で「好き嫌いゼロ」料理を考案し，試作済みの料理レシピを持ち寄ることになった（作って食べて楽しいね（家庭科））。

⑩ 伝えよう「食の大切さや食べ残しの実態・好き嫌いゼロ料理の代表作品」：残菜量の実態と代表作品の発表・紹介をもって，さらなる給食食べ残し減少への願いを全校に伝えた（発信）。そして，みんなで協力して代表作品の調理を行って試食した（写真①～③）。代表作品3種類が2月の学校

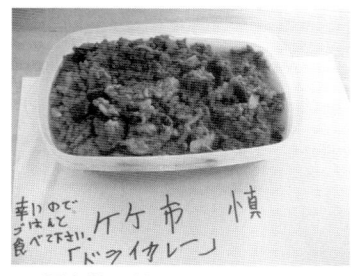

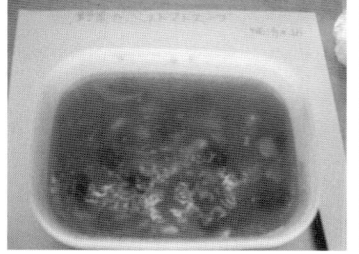

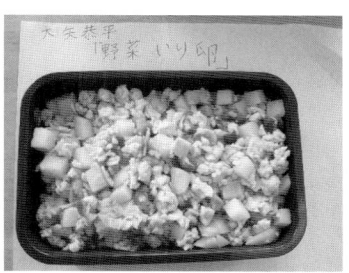

写真① ドライカレーライス　　写真② 野菜たっぷりトマトスープ　　写真③ 野菜いり卵

表6-9　2月こんだてひょう

2月 こんだてひょう

給食回数 19回　　　　　　　　　　　　　　　　　　　　　　　　　　　　おりづるしょうがっこう

すき・きらいゼロ料理レシピから

2月3日節分　福は内　鬼は外

5年生の人が、トマト・ピーマン・なすなどのにがてな野菜を使ったメニューを考えてくれました。今月は、その中から3品を紹介します。

- 18日 〈ドライカレーライス〉　　5の2　竹市 慎くん
- 21日 〈やさいたっぷりトマトスープ〉　5の1　清水 拓くん
- 29日 〈やさいいりたまご〉　　5の1　大矢 恭平くん

曜日	月	火	水	木	金
日付					1
献立名					ごはん ぎゅうにゅう いわしのかばやきふう ゆかりあえ のっぺいじる せつぶんまめ
材料名 赤					ぎゅうにゅう、いわし、とりにく、あぶらあげ、とうふ、せつぶんまめ
黄					ごはん、あぶら、さとう、さといも、でんぷん
緑					キャベツ、きゅうり、ゆかり、にんじん、だいこん、ねぎ
日付	4	5	6	7	8
献立名	てまきごはん ぎゅうにゅう ぶたじる いよかん(1/4)	わふうカレーうどん ぎゅうにゅう だいこんサラダ (ドレッシング) おにまんじゅう	かやくごはん ぎゅうにゅう あつやきたまご ごまあえ にゅうめん	こがたロール ぎゅうにゅう やきそば あんにんどうふ おさつスティック	ごはん ぎゅうにゅう かんとうに さばぎんがみやき プチゼリー
材料名 赤	てまきのり、ツナ、たまごやき、ぎゅうにゅう、ぶたにく、とうふ、みそ	とりにく、ぎゅうにゅう、ハム	とりにく、あぶらあげ、ぎゅうにゅう、あつやきたまご、かまぼこ	ぎゅうにゅう、ぶたにく、いか、ちくわ、あおのり、あんにんどうふ	ぎゅうにゅう、うずらたまご、ちくわ、いかだんご、こんぶ、さばぎんがみやき
黄	ごはん、ごま、さとう、さといも	しらたまうどん、おにまんじゅう、ドレッシング	ごはん、さとう、ごま、ゆずめん	こがたロール、やきそば、あぶら、さとう、おさつスティック	ごはん、さといも、さとう、プチゼリー
緑	ねりうめ、にんじん、ごぼう、だいこん、ねぎ、いよかん	にんじん、たまねぎ、ほししいたけ、だいこん、こまつな、ホールコーン	にんじん、ごぼう、たけのこ、ほししいたけ、チンゲンツァイ、ねぎ、はくさい、もやし	たまねぎ、にんじん、キャベツ、パイン、みかん、もも	だいこん、にんじん
日付	11	12	13	14	15
献立名	建国記念の日	ごもくうどん ぎゅうにゅう アジフライ(ソース) ピーナッツあえ	ごはん ぎゅうにゅう はっぽうさい はるまき オレンジ	クロスロール ぎゅうにゅう にこみハンバーグ ボイルブロッコリー マヨネーズ はくさいのクリームスープ	なのはなごはん ぎゅうにゅう さごしさいきょうやき おひたし けんちんじる
材料名 赤		とりにく、かまぼこ、あぶらあげ、ぎゅうにゅう、アジフライ	ぎゅうにゅう、ぶたにく、いか、えび、うずらたまご、はるまき	ぎゅうにゅう、ハンバーグ、ベーコン、あさり、こなチーズ	たまご、ぎゅうにゅう、さごし、とりにく、とうふ
黄		しらたまうどん、あぶら、ピーナッツ	ごはん、あぶら、さとう、ごまあぶら、でんぷん	クロスロール、マヨネーズ	ごはん、ごま、さといも
緑		にんじん、ねぎ、たまねぎ、	にんじん、チンゲンツァイ、	ブロッコリー、はくさい、にんじん、	なめしのもと、キャベツ、

給食メニューに選ばれた（表6-9）。

⑪　**自分の学習を振り返ろう**：この教科において，これまでの学習や体験を通して獲得した知識や技法について振り返り，食べ物や食べ物に携わる家族や地域の人に感謝しているか，自己の食生活の改善を図ろうとしているかについて話し合い，各自の学習効果を高めるとともに知識と自覚

Ⅱ　児童・生徒への食育

を確かなものにした。

この実践例は，学級担任の熱意・創造的な取り組みと支援体制の整備（校長・教頭・養護教諭・学校栄養職員・地域社会・大学との連携）とにより，高い教育効果をもたらした。

5．食育支援の必要性と今後

1）地元小学校での専門ゼミ生による介入授業と演習

高学年児童をとりまく食生活上の問題点は①朝食における主食への偏重，②しっかり噛む必要のない柔らかくておいしいものを好む，③間食に依存，④好き嫌いが多い，⑤孤食や子食が多い，⑥家事手伝いをしない，と列挙できる。このままでは適正な食習慣形成を確立し自立できないまま中学生に移行するのではと危惧されている。そこで従来は家庭が主に食育の場と考えられてきたが，現状に鑑みて，学校も食育の場と捉え，大学が小学校現場と協働して，介入授業・演習の形式で食育支援を行う機会をつくった。管理栄養士課程に在籍する学生の卒業演習の一環として位置づけ，今回は高学年児童を対象に選んで①食事の大切さ，②主食・主菜・副菜の組み合わせ方とその適正量を知る，③好き嫌いをなくし何でも食べられるようになる，ということを食育支援の目的として3回シリーズで実施した。また，保護者に授業内容の資料を毎回配布し，子どもを通して親の食意識や食行動の変容を試みた。親へのアンケート調査結果によると，「親子で真剣に食生活について向き合い，会話も多くなった」，「子どもから朝食の大切さや組み合わせ方などを学び，朝食に野菜

表6-10　地元小学校における介入授業実施計画

時　期	計画案
平成18年10月	教育委員会，校長会を通して実施校を選別
平成19年4月	実施校とゼミ生打合せ ・対象：5年1組35名・2組35名 ・科目：家庭科 ・場所：ランチルームおよび家庭科室 ・介入授業の内容：テーマ，ねらい，授業内容
4月～	介入授業のための準備 ・3回シリーズ授業および実習 ・介入前後のアンケート作成 ・学習指導案，媒体作成 ・役割分担，リハーサル
5月24・28日	1回目：授業（科目：家庭科45分） 題材名：「なぜ毎日ご飯を食べるのか」
6月12・27日	2回目：授業および演習（45分×2コマ） 題材名：「バランスのよい食事の選び方について考えよう」
7月3・5日	3回目：授業および演習（45分×2コマ） 題材名：「好き嫌いをなくし何でも食べよう」 まとめ

表6-11　学習指導案①

学習指導案

愛知県立 I 市立 O 小学校
実習日：5年1組：平成19年5月24日（水）　5限目
　　　　5年2組：平成19年5月28日（月）　3限目

1. **題材名**　なぜ毎日ご飯を食べるのか

2. **題材設定の理由**　児童は食事を毎日食べている。食事内容はさまざまで1つの食品に偏った食事をしている児童もいる。そのため，今回の指導で食べ物がどのように体の中を通り3つの食品群が体に働きかける役割を理解させる。バランスのよい食事を毎日摂ることを心がけてもらう。

3. **指導計画**　なぜみんなは毎日ご飯を食べるのか
(1) 食べ物の旅：食べ物を食べた後の体の中の仕組みを理解する。
(2) 3つの食品群について：赤・黄・緑の代表的な食品や，それぞれの働きをポーズを交えて理解する。

(3) 指導過程

過程	児童の活動	支援	資料・媒体
気づく（10分）	始まる前の挨拶 ①『なぜみんなは毎日ご飯を食べるのか』考えてもらう。		・『なぜ〜』
深める（20分）	②『食べ物の旅』，（チャピオくんの体の中を覗いてみて，食べ物がどうやって体の中を通っていくのか物語として聞き理解する。） ・腸の長さ ・うんちが示すサイン	口から入った食べ物は，体の中をどうやって通っていくのか。体の中の働きについて説明する。	・『食べ物の旅』 ・体の中の構造 ・消化，吸収，排泄の説明 ・『小腸の長さ』 ・腸に似せたヒモ ・『体に必要な栄養素』 ・『うんちの形態』 ・うんちのクイズ
	③3つの食品群について，それぞれの赤・黄・緑の食品の働きのポーズを一緒にやりながら理解する。	赤・黄・緑の3つの食品群の働きについて説明。それぞれの働きにあったポーズを教えて，簡単に理解できるように教える。	・食品群の表 ・3色の働き ・ポーズの紙
	④③で説明した3つの食品群のおさらい。食品カードを黒板に貼ってもらい，さらに3つの食品群への意識を持つ。	③で説明した3つの食品群のおさらい。配った食品カードを赤・黄・緑のどこかに貼ってもらう。（黒板に食品群表用意）	・食品カード
まとめる（15分）	まとめ この時間に使った媒体を指さしながら確認する。 終わりの挨拶		

表6-12　学習指導案②

学習指導案

愛知県 I 市 O 小学校
実習日：5年2組　平成19年6月12日（火）　3・4限目
　　　　5年1組　平成19年6月17日（日）　1・2限目

1．**題材名**　バランスのよい食事の選び方について考えよう！

2．**題材設定の理由**　高学年児童になると食事の内容や量，組み合わせなどを自分で選択する機会が多くなる。そこで今回の指導で主食，主菜，副菜の組み合わせ方やその適正量を授業と演習で理解させる。

3．**指導計画**

(1)導入
①前回のおさらいをする：3つのポーズを一緒にやる，食べ物に触れ，当てる・野菜の生え方を知る。

(2)展開
②食べたいものを選ぶ：グループごとに料理カードを選んで並べる。
③主食や主菜，副菜について説明する：料理カードを裏返して使う，どのような食品であるかを示す。
④料理カードを見直してみて，正しく選び直す：例題を全員で正しい食事献立に直して比較する・各班で料理カードを選び直す。
⑤実際に料理をバイキングで選ぶ：ランチョンマットの説明をする。
⑥正しく選んで，食べる：班ごとで確認し，正しく選べたら食べる。

(3)まとめ
食事の内容について見直し，正しい選び方を知る。

(4)指導過程

過程	学習活動	教育上の留意点	資料・媒体
導入	①前回のおさらい ・3つのグループの働き，食べ物を確認 ・3つのポーズをやる ②野菜について知る ・食べ物を感触で当てる（？ボックスを班ごとに回す） ・野菜の実り方について学ぶ	3つのグループについて理解できているかを確認する 実際に触り，勉強することで野菜についての関心を持たせる	・3つのグループの働き，ポーズ，食べ物の紙 ・？ボックス（6個） ・野菜（にんじん，ピーマン，とうもろこし，ゴーヤ，しいたけ，ブロッコリー） ・答えを書くプリント ・畑，野菜の紙
展開	①班で献立を考える ・料理カードを裏返し，主食や主菜，副菜について知る ②主食や主菜，副菜についての説明 ・主食や主菜，副菜になる食品はどのようなものがあるかを知る ・例題を正しい食事に直して比較する ③正しい食事を確認する ・各班で料理カードを選びなおす ・ランチョンマットの説明 ・実際に料理を選ぶ ・各班で確認して食事する	自分たちの普段の食事内容を振り返り，主食や主菜，副菜のバランスの取れた食事について関心を持たせる 主食や主菜，副菜のバランスの取れた食事について知り，理解したかを確認する 実践を通して，食事の正しい選び方についての理解を深める	・テーマの紙 ・料理カード ・カードを並べる紙 ・主食，主菜，副菜の吹き出し ・料理カード ・カードを並べる紙 ・チャートグラフ ・ランチョンマット ・チェックシート
まとめ	・食事の選び方を確認する ・栄養バランスのとれた食事を心がけるようにし，さらに意欲をもてるようにする	主食，主菜，副菜の選び方，食事のバランスについて学ぶ 自分たちの食生活について見直す力をつける	・配布プリント

表6-13　学習指導案③

学習指導案

愛知県立 I 市立 O 小学校
実習日：5年1組：平成19年7月3日（火）　1・2限目
　　　　5年2組：平成19年7月5日（木）　1・2限目

1. **題材名**　好き嫌い（偏食）をなくし何でも食べよう，総まとめ

2. **題材設定理由**　小学生の味覚には発達段階がある。そのために酸味や苦味のある野菜は未だ好まれない。しかしそれらの野菜をおいしくないとして食べないと味覚は発達しない。そこで野菜についてのクイズや好まない味の野菜もおいしく食べられるよう工夫することで食べられる。演習による体験学習をさせ，もっと野菜に親しみをもち身近に感じさせる。

3. **指導計画**
   ① アンケート結果を用いて偏食について取り上げ，野菜の栄養について教える。
   ② 調理実習を行い，嫌いな食べ物を切り方や味付け方，見た目の工夫で食べられるように調理実習で体験学習を行う。
   ③ 第1回，第2回，第3回で学んだことの確認のクイズを○×で行う。

4. **指導過程**

過程	学習活動	教育上の留意点	資料・媒体
導入	① アンケート結果を用いて偏食について取り上げる ・野菜の栄養素について教える	・調理実習で使う食材についてあらかじめ学ばせる ・嫌いな食べ物が食べられるよう意欲を持たせる。	・嫌いな野菜ランキング ・偏食をなくすための工夫 ・野菜の栄養
展開	② 調理実習 ・本日のメニュー（朝ごはん：おにぎり，スパニッシュオムレツ，フルーツヨーグルト）の説明を聞く ・包丁の扱い ・オムレツの中の野菜も美味しく変身することを知る ・喫食時に日本人の主食でもあるお米のすばらしさについて聞く	・実際に調理を行うことで食事に関心を持たせる ・嫌いな野菜も切り方や味付け方，見た目などの工夫でおいしく食べられるようになることを体験させる ・お米の栄養についても知識を与える。	・材料表（B紙） ・作り方（B紙）＋縮小版（班に1枚） ・お米の説明（B紙）
まとめ	③ まとめクイズ	今までに学んだことを○×クイズで確認することで，知識をより確実にする。	・問題用紙 ・赤白帽 ・配布プリント
総まとめ	3回の授業の総まとめ	今までに習ったことを思い出させる。	

や果物の摂取が増えた」，「好き嫌いが少なくなった」など短期間の介入ではあったが効果がみられた。一方，学生たちはこの実地体験で児童の大きなパワーを貰い，大いに自己効力感を高めた。介入授業・演習の実践例として実施計画や指導案，媒体を順次示す（表6-10・11・12・13）。

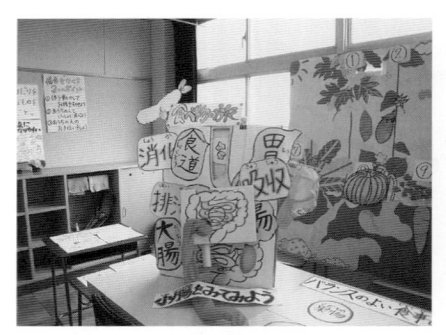

写真④　1回目の授業で使った媒体

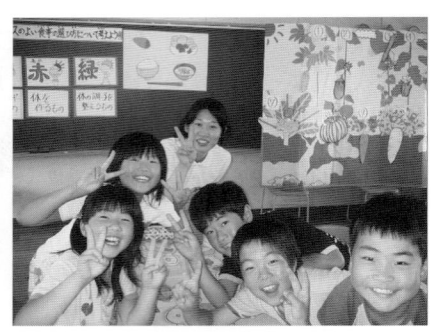

写真⑤　2回目楽しく授業ができました

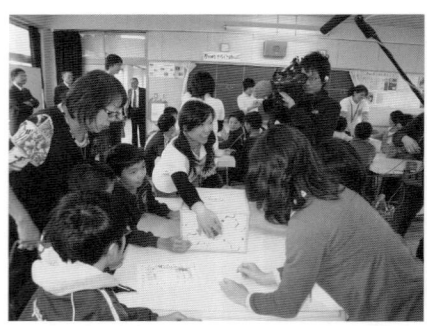

写真⑥　NHKほっとイブニングに取材を受けました

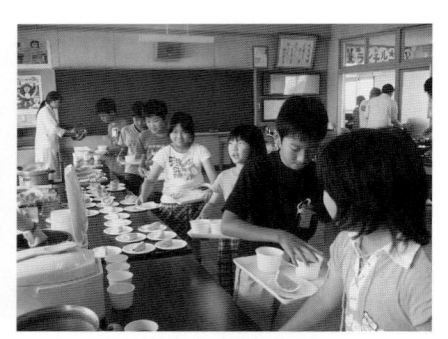

写真⑦　バイキング風景

2）健康フェスティバルにおける食育支援

　I市においては，毎年10月下旬に開催される健康フェスティバル（地元の市・商工会議所主催）に地元の大学と市民病院とが協賛し，大学から管理栄養士課程の教員（管理栄養士を含む）と学生，市民病院から医師・管理栄養士・看護師・薬剤師・理学療法士らが参画し「健やかワールド　in　稲沢」を実施している。市民の身体計測（体脂肪組成，血圧，簡易血糖値，骨密度，腹部周囲径）コーナー，栄養相談・養生相談コーナー，学生による食や栄養に関するクイズコーナーなどを設けている。地元をはじめ近隣の市町村から参集された方たち（300名程度）を対象に身体計測を行い，栄養アセスメントと栄養相談・養生相談の場を設けて，健康について考える動機づけとメタボリックシンドロームの1次予防を兼ねた食生活の改善についてのアドバイスを行っている。不特定多数の方たちを対象としているものの毎年欠かさず参加する方が多くみられる。今後の課題は，対象者をライフステージや健康状態のリスク別に分けた食育教育のマニュアル化や地域ぐるみのより組織的な取り組みを考案して，効果的で継続的な健康支援，特にオーダーメイドの食育支援を目指すことにある。

III 学校給食を中核とした食育

1. 食育推進計画とその後の方針

2005年7月に「食育基本法」が施行されたことを受け，愛知県では2006（平成18）年3月に条例により「愛知県食育推進会議」を設置し，この会議が中心となって，食育を総合的かつ計画的に推進するために「あいち食育いきいきプラン～愛知県食育推進計画～」を同年11月に作成した。このプランの中の「あいちの目指す食育」は，体・心・環境の三本を柱としており，愛知県の現状や課題を踏まえて，以下のように，具体的な目標値が掲げられている（図6-8）。

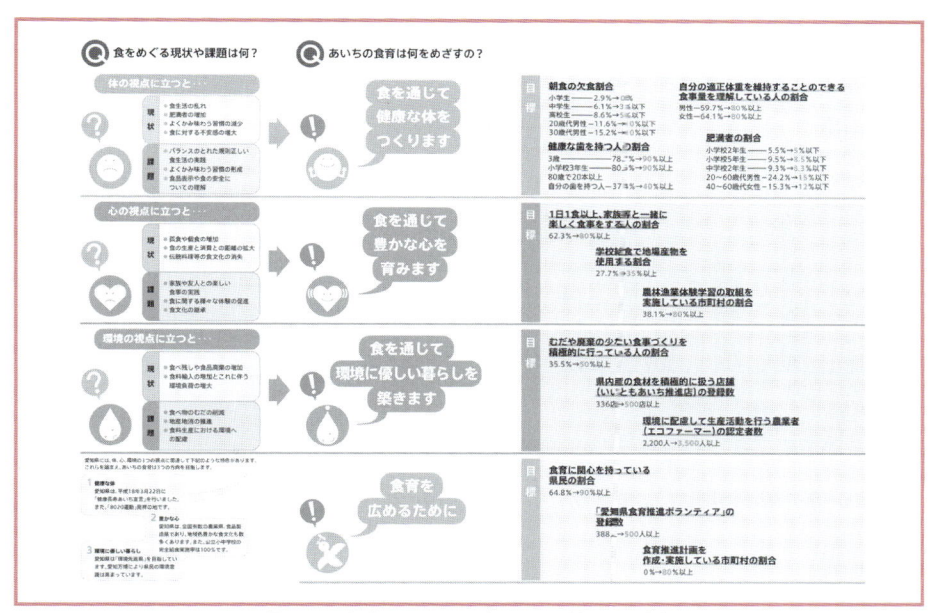

図6-8 「あいち食育いきいきプラン～愛知県食育推進計画～」
（愛知県食育推進会議より）

学校給食に携わる，愛知県内の栄養教諭・学校栄養職員で組織する「愛知県栄養教諭・学校栄養職員研究協議会」（以下「本協議会」）は，食育推進会議の構成団体として，従来から行ってきた食に関する指導・給食指導・個別指導などに各市町の「食育推進計画」を踏まえ，愛知県が掲げる数値目標の達成をめざし，各種の取り組みを行っている。また，学校・家庭・地域と連携を深め，小中学生が自ら「食」に関心が持てるよう支援する中で，保護者には，給食試食会・食育だより・料理教室などを通じて食の大切さを啓発している。

一方，食育にかかわる動きとして，文部科学省では学校給食法の改正を提唱することを報道している。文部科学省の法改正案は，これまでの「栄養改善」から，これからの「食育」に転換する内容に移行した。
　改正案のポイント（2007年11月26日，中日新聞）を下記に示した。
・学校給食の主な目的を従来の「栄養改善」から「食育」に転換する。
・地元の食材を活用し，生産現場での体験を通じて郷土への愛着を育てる。
・食育を推進する栄養教員の役割を条文に盛り込み明確にする。
・子どもに必要な栄養量や食事バランスを示す。
・食中毒防止策など衛生管理の基準を規定し徹底させる。

2．食生活実態調査の実施

　小中学生の食生活の実態を把握し，食に関する指導などの充実を図る目的として，平成18年9月に，愛知県内の小学校5年生4,557名と中学校2年生2,617名を対象に，「早寝，早起き，朝ごはん」に関するアンケート調査を実施した。以下に，その内容を示した。

1）就寝時間

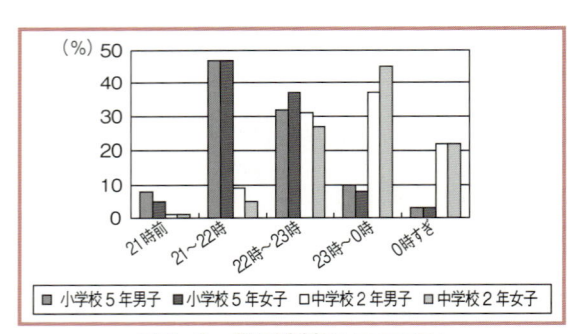

図6-9　眠る時刻はいつですか

　小学生は「21～22時に眠る」が一番多く，男女とも47％である。
　中学生は「23～0時に眠る」が一番多く，男子で37％，女子で45％であった。
　「0時過ぎに眠る」小学生が3％，中学生が22％いた。

2）起床時間

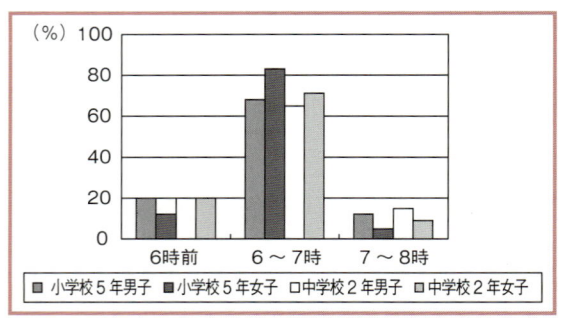

図6-10　朝，起きる時刻はいつですか

　「6～7時に起きる」が一番多く，小学生の男子で68％，女子で83％，中学生の男子で65％，女子で71％であった。
　「7～8時に起きる」小中学生が10％前後いた。

3）睡眠時間

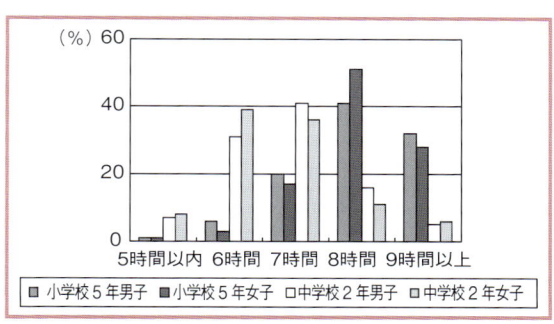

図6-11 睡眠時間はどれくらいですか

小学生は「8時間眠る」が一番多く，男子で41％，女子で51％であり，中学生では，男子で「7時間眠る」の41％，女子で「6時間眠る」の39％が一番多かった。

4）朝食の有無

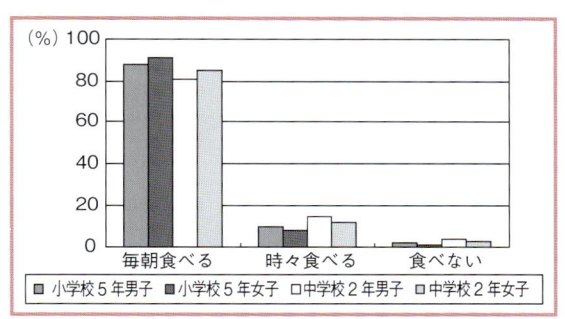

図6-12 朝食を食べますか

「毎朝食べる」小学生の男子は88％，女子は91％，中学生の男子は81％，女子は85％であった。

「食べない」小学生の男子は2％，女子は1％，中学生の男子は4％，女子は3％であった。

5）朝食の内容

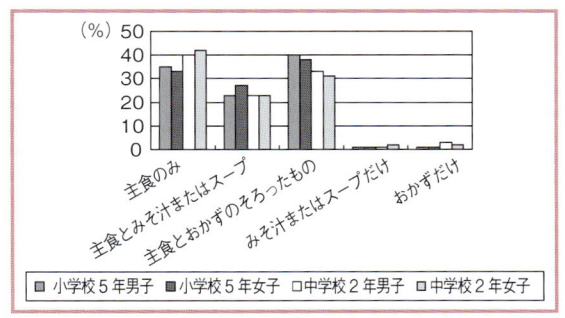

図6-13 朝食はどんな内容ですか

小学生は「主食とおかずのそろったもの」が一番多く，男子で40％，女子で38％であり，中学生は「主食のみ」が一番多く，男子で40％，女子で42％であった。

Ⅲ 学校給食を中核とした食育

6）家での運動

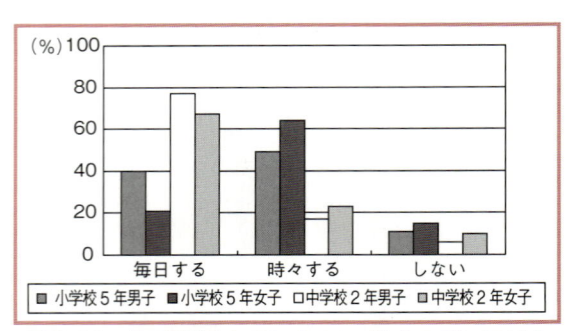

図6-14　家で運動をしていますか（なわとび・ラジオ体操・スポーツ少年団など）

小学生は「時々する」が一番多く，男子で49％，女子で64％であり，中学生は「毎日する」が一番多く，男子で77％，女子で67％であった。

今回のアンケート調査結果から，小中学生に夜型生活の傾向がみられ，年齢が上がるにつれ，睡眠時間が短くなっている。また，朝食を食べない小学生が1～2％，中学生が3～4％おり，朝食を食べていても，主食のみでおかずを食べていない小学生が30％，中学生が40％であった。

3．食に関する指導

平成22年度までに愛知県が掲げた食育の数値目標を達成するために，本協議会が学校給食を中核として実践している「食に関する指導」は，図6-15の通りである。

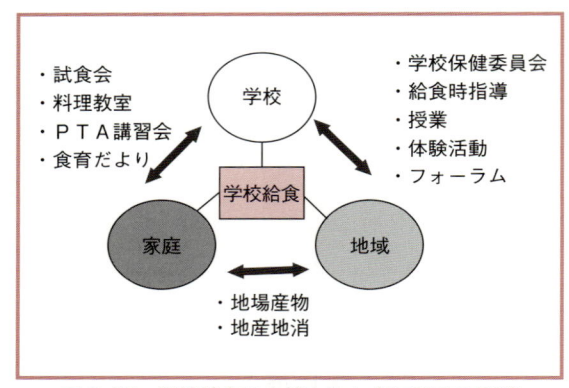

図6-15　学校給食を中核とした食に関する指導

上記の図式に基づき，県内各地域で「食育」が進められており，以下，この実践内容について，本協議会が開設しているホームページ（http://www.aichi-ek.com/）で，家庭や地域に発信している事例を中心に紹介する。

1）学校との連携

(1) 学校保健委員会

全校生徒，教職員，保護者が参加する学校保健委員会は，養護教諭との連携が不可欠である。写真⑧は，保健委員会が自校の朝食と学校給食に関するアンケート結果をまとめ，朝食の大切さを寸

劇も入れながら発表し，その後，学校栄養職員が朝食の必要性と学校給食の役割について詳しく説明した場面である。生徒には朝食の大切さがわかり，実践につなげる意欲がみられ，保護者には成長期の子どもにとって朝食の重要性が再認識できる。学校保健委員会の効果を維持する手立てとして，養護教諭は保健だより，学校栄養職員は給食時の指導や学年集会で継続した指導を行っている。

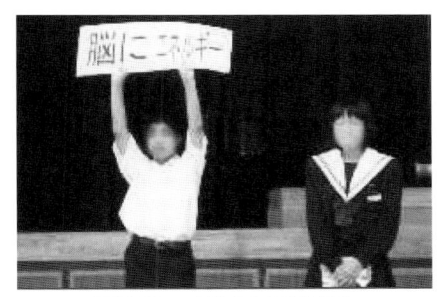

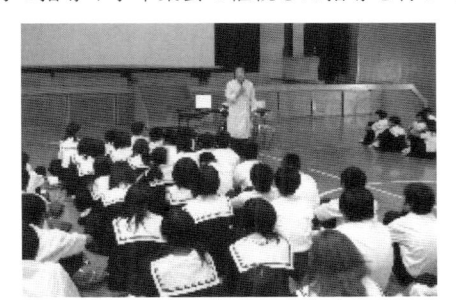

写真⑧　寸劇する保健委員　　写真⑨　講演する学校栄養職員

(2) 給食時の指導

教育活動として行われる学校給食は，年間約180時間である。栄養教諭・学校栄養職員はこの時間を指導の場として，年間計画に基づいて実施している。

家庭科で野菜についての単元に入った5年生に，給食時の指導内容を効果的に関連させるため，給食で使用した1人分の野菜を秤で体感させている（写真⑩）。

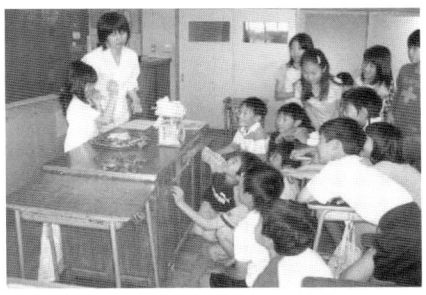

写真⑩　小学校5年生

(3) 授　業

栄養教諭・学校栄養職員は，教科の中で，食にかかわる内容について，専門的な立場から，ゲストティーチャーとして授業を行う（T.T）。担任や養護教諭と授業を行うことが多い。担任の依頼によって，単独で授業を行うこともある（写真⑪⑫）。

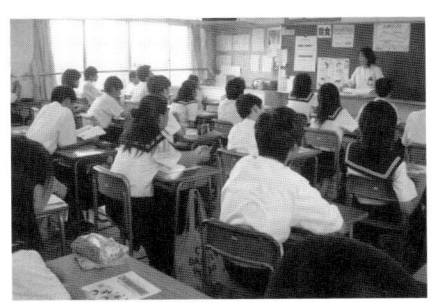

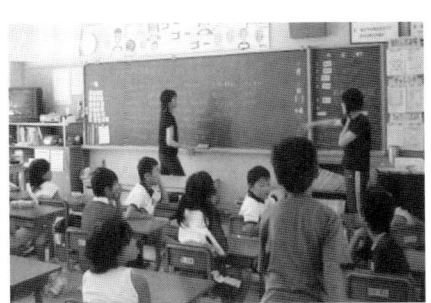

写真⑪　単独の授業　　写真⑫　T.T（チームティーチング）

(4) 体験活動（環境学習）

　小学4年生が，総合的な学習の時間で，自分たちが残す給食がどうなるのかを追跡している。生ごみ処理機の担当者から「食べ残しが堆肥となって再利用されるには，多くの燃料を使う」こと，調理員から「残食が多いとがっかりする」こと，学校栄養職員から「学校給食は全部食べてちょうどよい栄養が体に入る」ことなどを学ぶ。主食や牛乳がごみとして燃やされ，それには莫大な費用がかかること，ごみとして燃やせば環境も汚染することなどを知り，全校児童に残食ゼロを呼びかけている。

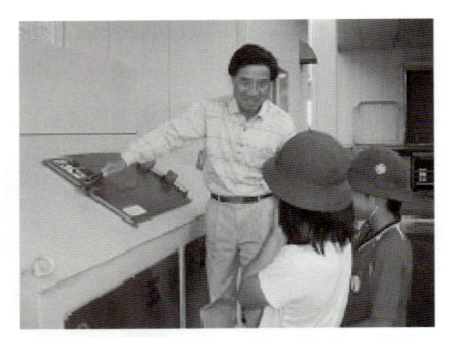

写真⑬　給食センターに取材に来る児童

(5) 体験活動（職場体験）

　中学2年生が，給食センターで1週間職場体験をする。家族以外の大人社会で働くことの大変さを経験する。親への感謝の気持ちを持つと同時に，苦労して作った給食の食べ残しの現実を目の当たりにし，もったいないという気持ちが育つ。職場体験終了後，全校生徒に給食を残さず食べることの大切さを訴えている。

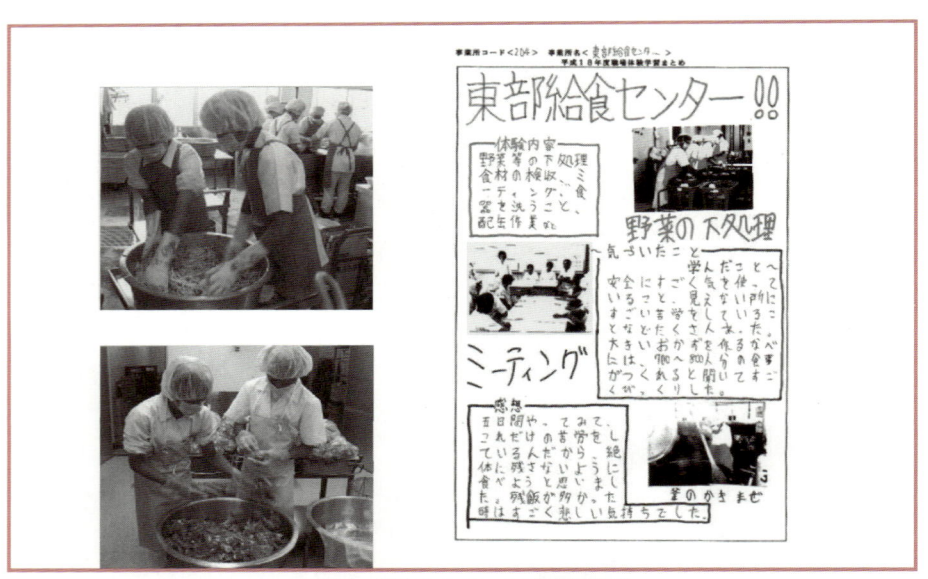

写真⑭　給食センターでの職場体験

(6)　食文化の伝承（郷土料理の伝承）

　学校祭の文化体験講座で，中学生が地域の人々から「郷土のお菓子作り」を教わり，地元産の食材や行事を学ぶきっかけとなっている。郷土料理は，単に地域特産の材料を使うということだけではなく，地域の生活習慣や行事と深く結びついた優れた食文化であることを知ることができる。同様にPTA講習会でも地場産物を使用した料理教室を開催している。

　すべての野菜を地元産で賄った学校給食の日を設け，その日に生産者を招いた講演会を行う。

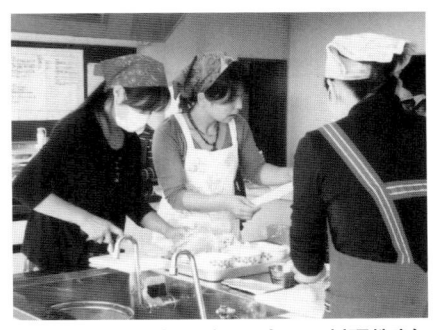

写真⑮　郷土料理の伝承（PTA料理教室）

　栄養教諭は，社会科「世界から見た日本」の単元とリンクさせ，食材の移動する距離（フードマイレージ）からエネルギー問題，環境問題へと発展させている。

(7)　食文化の伝承（伝統食　梅干し，味噌作り）

　地域のお年寄りは日本の伝統食や郷土食などについても知識が豊富で，その言葉の端々に地域を愛する心や，先人から受け継いだ多くの宝物を持っている。そこで，中学2年生の家庭科「加工食品」でお年寄りを講師に招き，梅干しと味噌作りを体験している。伝統食作りは，児童・生徒だけでなく，保護者が対象となる場合もある。地域の人々との出会いの場をコーディネートすることも栄養教諭・学校栄養職員の重要な職務である。

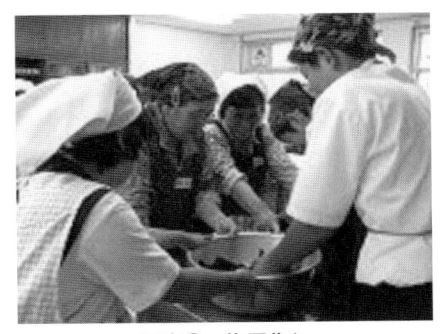

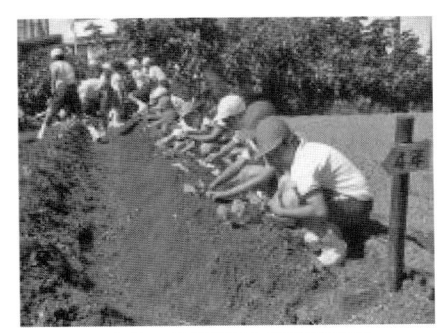

写真⑯　梅干作り　　　写真⑰　体験学習（学校菜園）

(8)　体験学習（学校菜園）

　「野菜の大切さを理解し，積極的に野菜を食べる子」を目指し，小学1年生から6年生まで自分が育てたい野菜，グループが育てたい野菜，クラスで育てたい野菜作りを体験している。1年生はキャベツでお好み焼きを，2年生は大根のぬき菜でおひたしの調理実習を行っている。植え付けから収穫まで家庭の協力を得て，収穫祭を迎え，給食委員会，保健委員会が中心となり，豚汁を全校児童にふるまう。

　野菜の栽培や栄養など，1年間学習してきた成果を地域や家庭の人に発表する。栽培活動を体験

したことで今では給食で出す野菜料理の残食はゼロである。

(9) 個別指導

個別指導とは，給食の時間や栄養相談などの機会に，個に応じた指導を行うもので，肥満指導，偏食指導，少食指導，アレルギー指導，ダイエットに対する考え方の相談，食品の選択方法の相談，献立・調理方法の相談などがある。栄養教諭・学校栄養職員は，養護教諭と連携して行う場合が多い。

① 肥満指導の流れ

図6-16に，肥満指導における一連の流れの例をあげる。

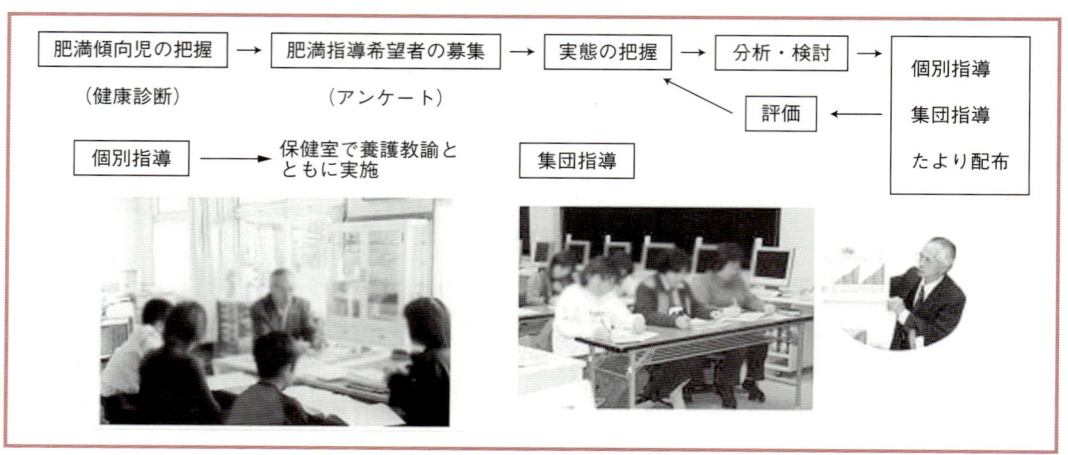

図6-16 肥満指導の流れ

平成19年度の本協議会「学校給食・食に関する調査」の結果から，愛知県内319施設で対応している個別指導は図6-17の通りである。

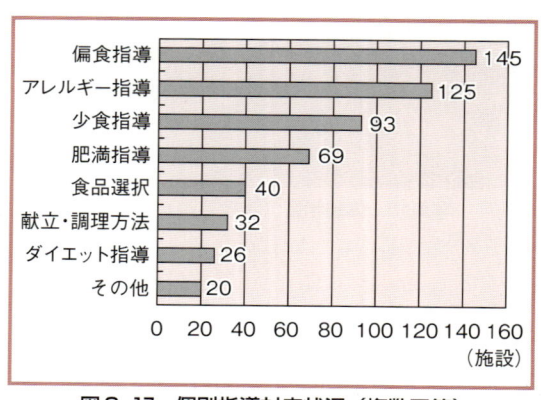

図6-17 個別指導対応状況（複数回答）

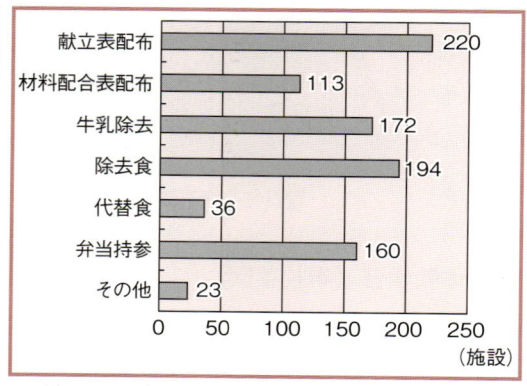

図6-18 食物アレルギー対応状況（複数回答）

② 食物アレルギー対応状況

図6-18は，図6-17と同様，愛知県内319施設で食物アレルギーに対応している内訳である。学校医や主治医等専門家と連携して行う場合が多い。

代替食とは，例えば乳アレルギーに対して，牛乳を豆乳に替え，ケーキ類を果物ゼリーに替えたりすることである。他に，クリームコロッケを乳抜きの和風コロッケに替えたりするが，揚げ油を替える必要がない対象者に限定する場合が多い。

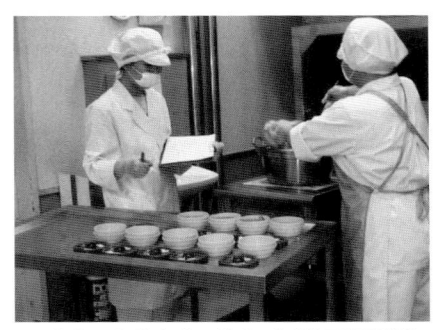

写真⑱　卵除去食の仕上げ（共同調理場）

(10) 選択給食

日常生活において，食品について関心を持ち，何を，どのように組み合わせて食べれば，自分の健康によいかを知り，自分で選び，理解し，実践する"自己管理能力"を養うことができる選択給食には，セレクト給食やバイキング給食がある。

① セレクト給食

2種類の主菜やデザートから選択したり，主菜とデザートのセットメニューで選択したりする場合がある。実施にあたっては，食品に含まれる栄養素のこと，体内での食品の働き，由来などを掲示用のポスターなどで，あらかじめ児童・生徒に情報を提供しておく。担任にはさらに詳しい資料を配布し，指導を依頼することもある。選択し，予約を受けて当日の給食となる。

写真⑲⑳は，共通献立が，「ごはん，牛乳，どさんこ汁，千草和え」，Aランチが「かれいフライ，きょほう」，Bランチが「さんまの蒲焼き，マスカット」である。

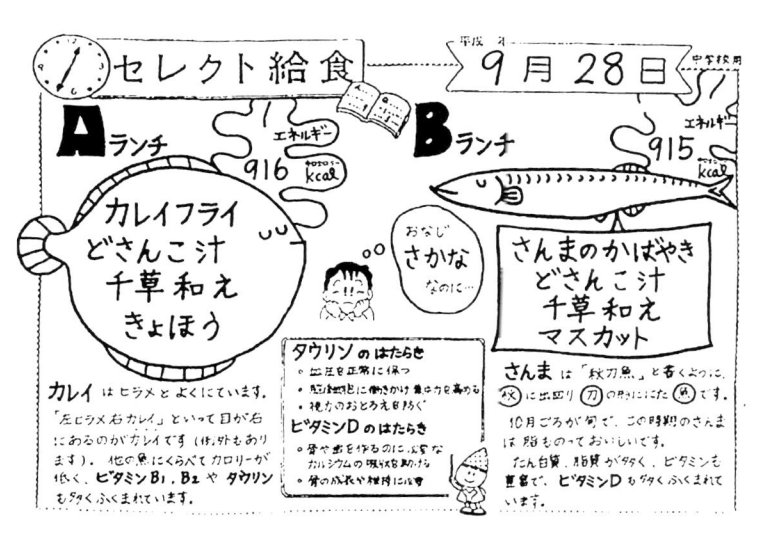

図6-19　セレクト給食のポスター

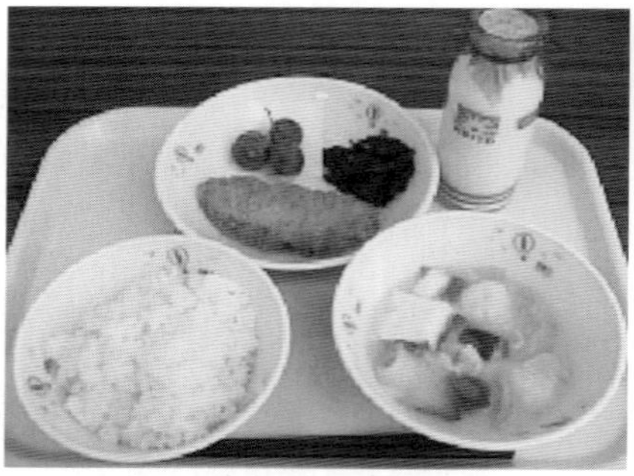

写真⑲　Aランチ 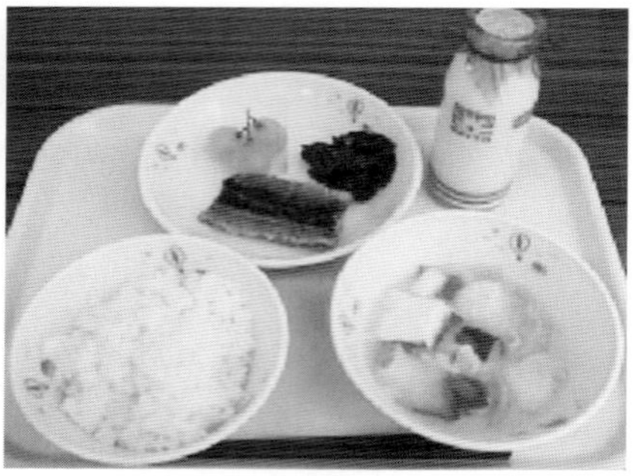　　　　　　写真⑳　Bランチ

② バイキング給食

　複数の献立から，嗜好だけで料理を選ぶのではなく，栄養的な観点から食品を選択し，一人ひとりの食事量をバランスよくとる能力を養う。また，他の人のことも考えて自分の分を盛る，思いやりの心を養う。

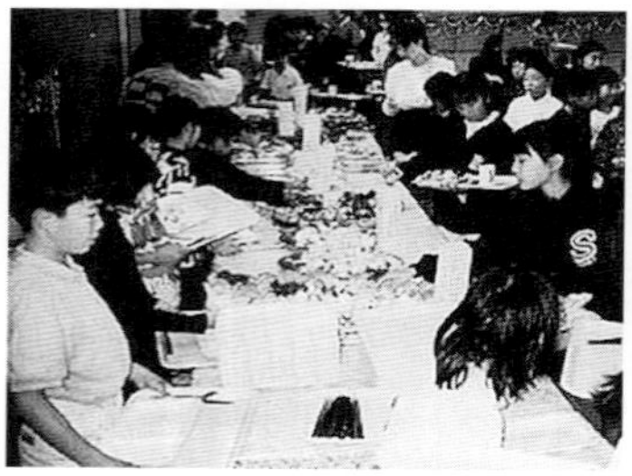

写真㉑　卒業バイキング 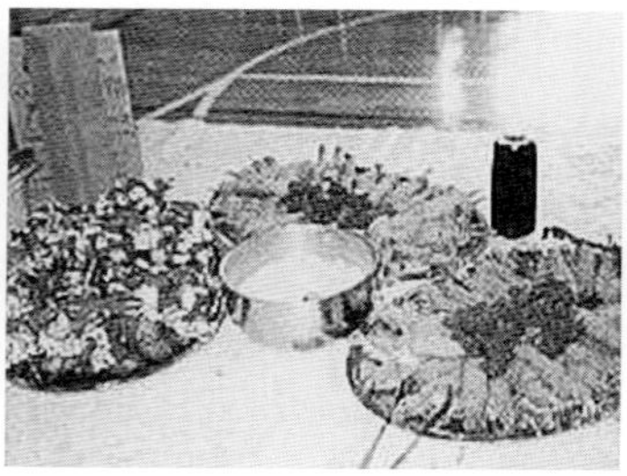　　　写真㉒　バイキング料理 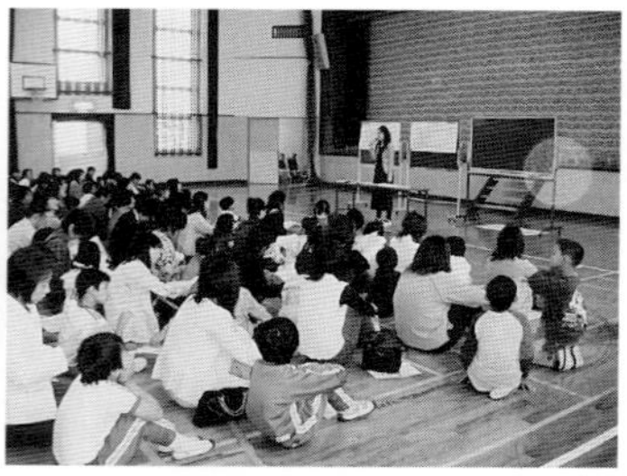　　　写真㉓　事前指導

2）家庭との連携

(1) 試 食 会

　年間180回前後実施される学校給食は，1年間の食事回数（365日×3回）の17％を占める。試食会は保護者にとって，子どもの健康の83％が家庭に委ねられることや，学校給食の目的や安全性を理解する場となる。

　また，保護者が負担する学校給食費は，食材費だけであり，人件費や施設設備費などは，補助金や市町の税金で賄われていることを知る場となる。

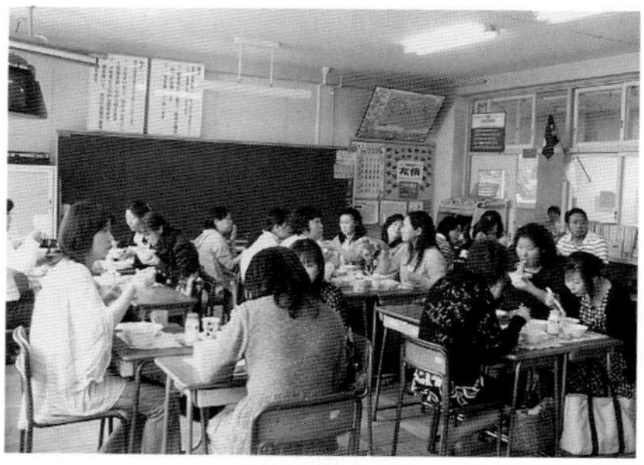

写真㉔　学校給食試食会

(2) 料理教室

　料理教室には，親子で楽しく料理をしてコミュニケーションを図る"親子料理教室"や，子どもが自分で食事の準備ができるように支援する"子ども料理教室"などがある。保護者は食と健康について意識を深め，また，学校給食に対して理解する。子どもは保護者に対して感謝したり，家で手伝いができるきっかけとなっている。多くは夏休みを利用した取り組みである。

　写真㉕では，親子料理教室の場を利用して，子どもに1日に必要な野菜の量を手計りで体感させている。調理前と調理後の野菜のかさの変化を目で見て，触れることで，子どもの意識が変わり，食生活の意識の変化につながる。

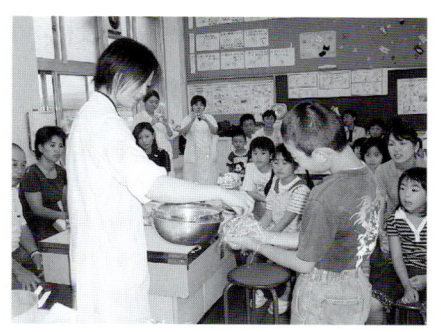

写真㉕　親子料理教室

(3) 「食」の発信　家庭への啓発

　給食だより（食育だより）は，食について家庭へ啓発する最も重要な媒体である。一方的に発信するよりも，家庭からの意見，質問，感想などが書けるようなコーナーを設けて，双方向でのやりとりを行う。約50％の家庭から返信がある。家庭の声を，次号の内容に活かせば，家庭も参加しているという意識が持てる。

図6-20　給食だより

Ⅲ　学校給食を中核とした食育

(4) 食育講演会

保護者に食の大切さについて啓発する場を入学式，PTA総会，就学時健診などに設定する。特に入学式は両親がそろって出席する家庭が多いため効果的である。

写真㉖は，就学時健診での食育講演会において，学校給食で使用している完全無添加のベーコンを栄養成分表示ラベルと一緒に見ている保護者。

入学を控えて，学校給食に不安を抱く保護者もいる。学校給食は，栄養面や衛生面，そして食材に関して安心・安全であることも啓発する。アレルギーなど身体的に問題がある児童の保護者には個別に指導する場合もある。

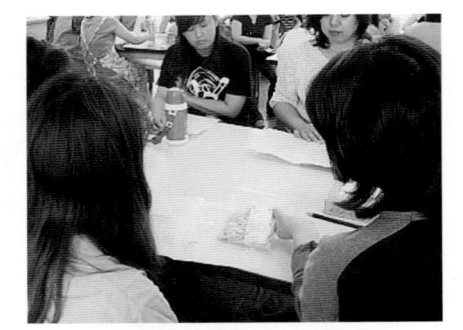

写真㉖　就学時検診における食育講演会

(5) 祖父母学級の開催

祖父母と孫とのふれあいを目的とする「祖父母学級」においては，給食を一緒に会食することで，祖父母の子ども時代の食べもののことや，孫の好きな食べもののことなど，食にまつわる話題ができ，話がはずむ。

また，栄養教諭は，祖父母に対して食に関する講話を行っている。

写真㉗　祖父母学級・孫との会食

(6) 家庭からの応募献立

保護者が，学校給食をより身近なものとして捉えることができるよう，家庭からアイデアいっぱいの料理を募集する。大量調理に不向きな場合は，できるだけ出品者の意向に沿ってアレンジする。ホームページ，市町村の広報，食育だよりなどにレシピを紹介し，献立を普及する。作品は，保護者，児童・生徒，親子で出品する。子どもは，給食に登場する日を心待ちにしている。

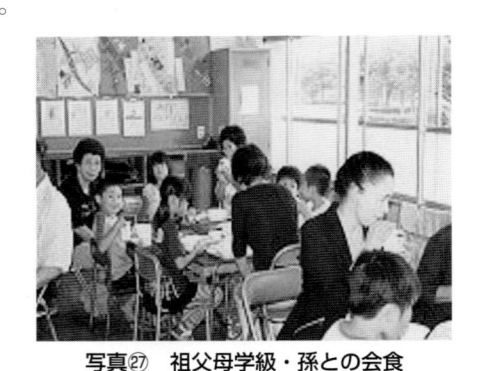

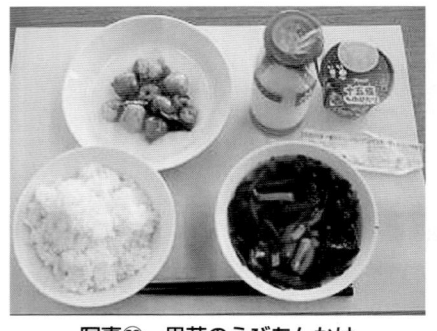

写真㉘　里芋のえびあんかけ

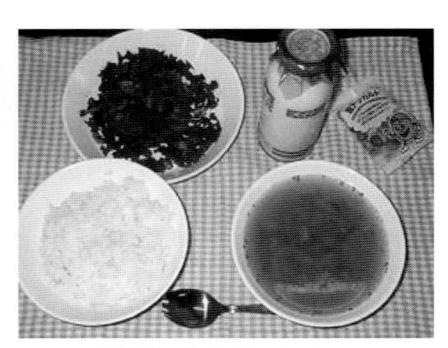

写真㉙　和風ドライカレー

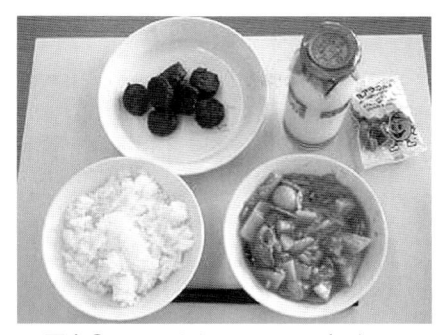

写真㉚　ひじきとレンコンの肉だんご　　写真㉛　なすとトマトのスパゲティ

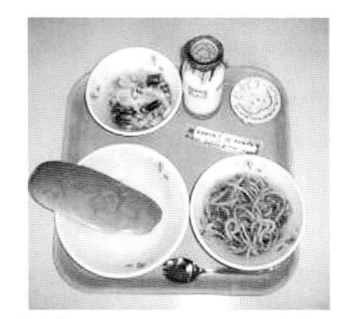

3）地域との連携

(1) 体験活動（農業体験）

　5年生の総合的な学習の時間に，地元の大根生産者に，畝作りから収穫するまでを学び，収穫後は市内全校の学校給食に使用している。

　残りはJAの協力により，朝市で販売体験もしている。児童は，働くことの大変さを知り，また，低農薬や無農薬栽培には，虫がついてあたり前ということを理解する。将来，正しい食品の選択ができる消費者に成長し，地域で学んだことを地域に返すことができる。

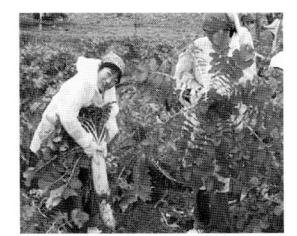

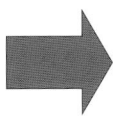

写真㉜　収穫　　写真㉝　市内全校の給食に使用　　写真㉞　JAの協力で販売

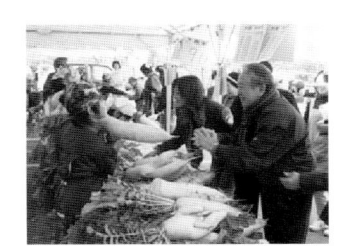

(2) フェスタの開催

　学校医，保健主事，養護教諭，学校栄養職員，市教育委員会，市保健センター（管理栄養士，栄養教諭，学校栄養職員，保健師）が連携し，血液検査および身体測定の結果から抽出された小学5年生，中学1年生の児童・生徒とその保護者を対象に体験型の健康教室を実施し，生活習慣と食事の両面から啓発を行っている。

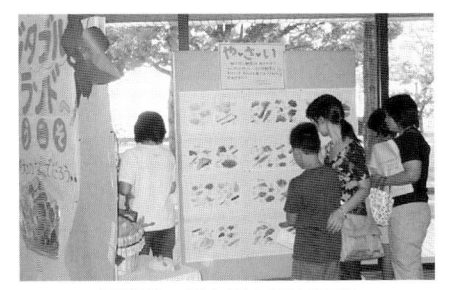

写真㉟　親と子の健康教室

Ⅲ　学校給食を中核とした食育

(3) 体験活動（地場産物）

　5年生が，地元の産業であるノリ養殖に携わっている漁協の人々に，竹打ちからノリすきまでを学び，自分たちで作ったノリを学校給食で味わう。自分の町の産業を理解するだけでなく，働くことの大変さを学ぶ。また，自分で作ったノリが学校給食で食べられることを楽しみとし，食べ物に興味・関心を持つ。体験活動を通じて，地元の人々と子どもたちがお互いに顔見知りとなるきっかけができる。

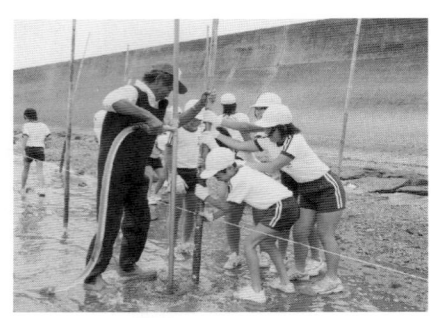

写真㊱　ノリの養殖

(4) 地産地消

　地元で生産される食材を学校給食に活用する「地産地消」では，農業生産者の苦労を子どもたちに知らせ，子どもとの会食に生産者の方を招いて交流を図ったりする。これは自分が住んでいる町の産業を振り返り，自分が毎日食べている食事が多くの人々の手がかかっていることを知り，感謝の気持ちを持つことへのきっかけとなる。また，身近で採れる食材が安心・安全であること，輸送にかかるエネルギーが節約できて環境にやさしいということを知るきっかけとなる。ある学校では，生産者の方に感謝の手紙を書いたり，作文を送ったりしている。

　また，地域と家庭を効果的に橋渡しができる手段として食育だよりやホームページなどがある。生産者の苦労や思いなどを伝えると同時に学校での子どもの様子を伝えることができる。

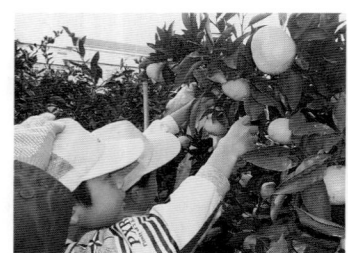

写真㊲　給食に使う予定である地元のみかんを自分で収穫する4年生の児童

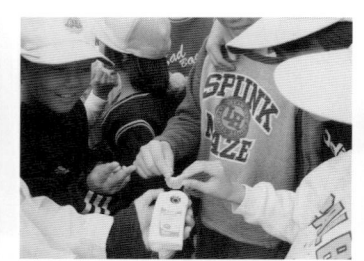

写真㊳　糖度計を使った甘さ調べ

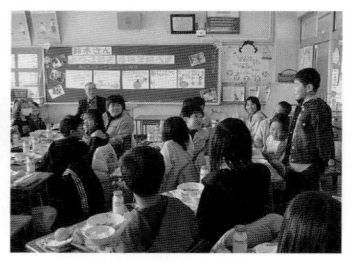

写真㊴　生産者を招いての交流給食

(5) 地域の人々との交流給食

　地場産物である桃作りに携わっている人々との交流給食は，児童にとって働くことの大変さや，感謝の気持ちを持つきっかけとなる。

　また，お互いが顔見知りとなり，登下校時に声をかけあう姿がみられる。

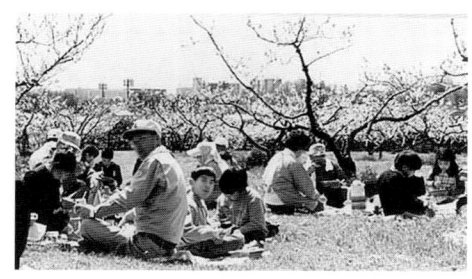

写真㊵　桃園での交流給食

(6) 地場産物を取り入れた学校給食献立例（レシピ集より）

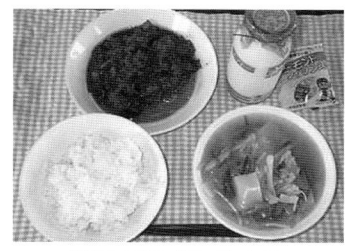

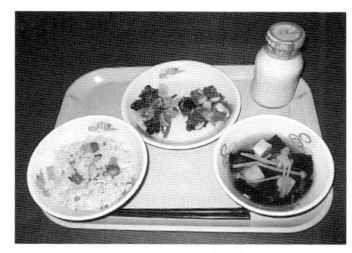

江南市：なす（マーボーなす）	稲沢市：ふき（ふきごはん）	犬山市：ごぼう（ごぼうのから揚げ）
大府市：伊勢芋（揚げはんぺん）	尾張地方	清須市西枇杷島町：ほうれん草（ほうれん草チャーハン）
一色町：うなぎ（うなぎの照り煮）	三河地方	西尾市：茶（てん茶天ぷら）
豊川市：スイカ	田原市：ブロッコリー・カリフラワー（冬野菜のシチュー）	豊根村：沢ぶき（沢ぶきと厚あげの煮物）

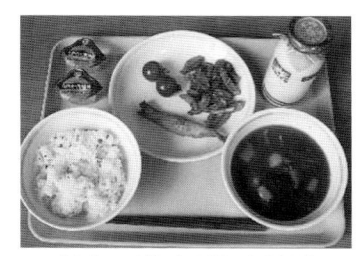

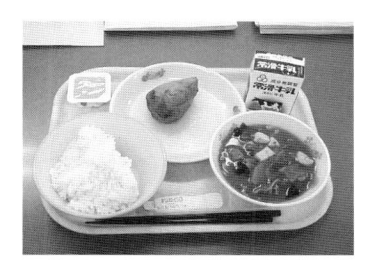

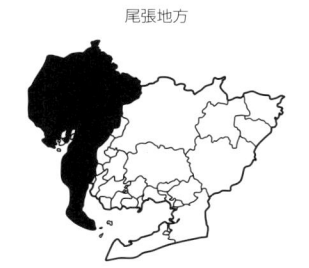

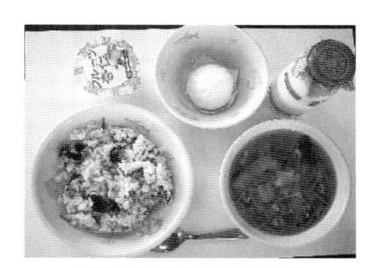

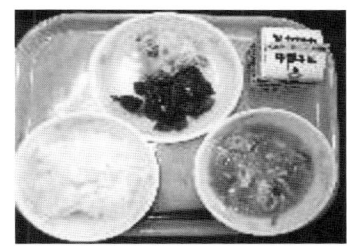

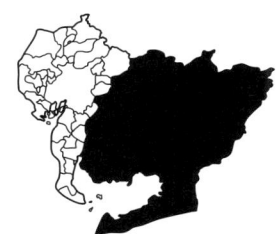

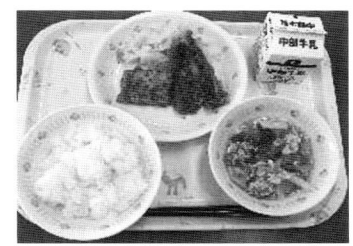

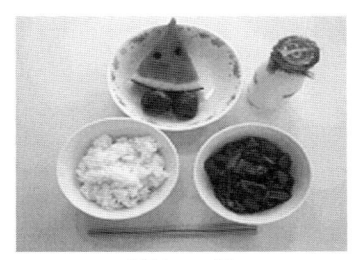

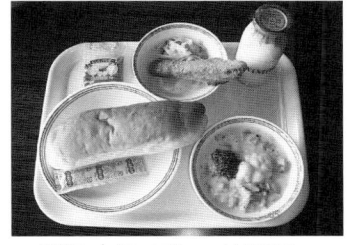

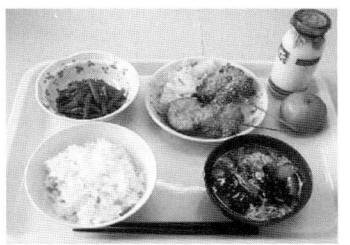

Ⅲ 学校給食を中核とした食育

(7) 国際理解のために（友好都市のメニューを学校給食に取り入れる）

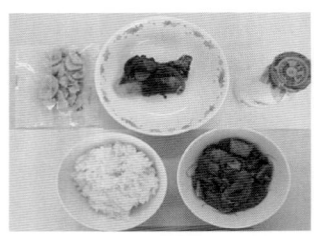

豊川市：フィリピンA　　豊川市：フィリピンB

旧鳳来町（新城市）：エチオピア　　安城市：デンマーク

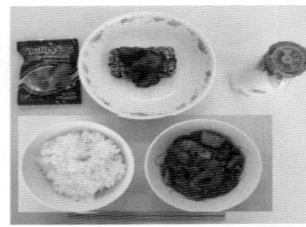

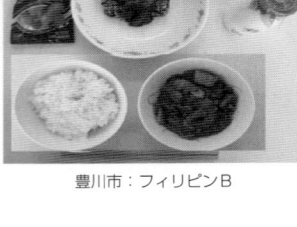

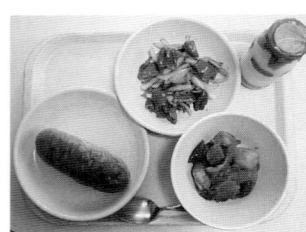

セレクト給食
ごはん　牛乳　ソータンホン（春雨の炒め煮）は共通献立
Aランチ
・エスカベッチイスダ（揚げ魚の甘酢あんかけ）
・バナナチップス
Bランチ
・エスカベッチマノック（揚げ鶏の甘酢あんかけ）
・ドライマンゴー

4）食育の効果

(1) 栄養教諭

　平成18年4月に，本協議会から，10市町にそれぞれ1名ずつ計10名の栄養教諭が配置されている。環境としての地域差はあるが，それぞれ1学期に配置校における子どもの実態を把握するためのアンケート調査を行い，その結果に基づいて具体的な計画を立案し，学級担任と連携した指導を行った。3学期に，児童・生徒の1年間にわたる食育の効果を把握するために再度アンケート調査を実施し，変容をみた。結果は，それぞれ次の通りである。

A市　中学校（2年生34名　保護者30名）
・朝食の喫食率91→97％
・給食を全部食べる人の割合52→62％
・五大栄養素を5つ正解した生徒の割合26→73％
・栄養のバランスを考えて食べる人の割合50→70％
・給食で使用する地元農産物の割合37→51％

B町　小学校（全児童336名　全保護者333名）
・朝食の喫食率94→94％
・家族全員で朝食を食べる割合18→21％
・栄養のバランスを考えて朝食を食べさせたいと思う割合49→51％
・給食の時間が好きな児童の割合93→95％
・嫌いなものでも食べようとする児童の割合38→41％

C市　中学校（2年生58名　保護者58名）
・朝食を週1～2回しか食べない生徒の割合2→0％
・五大栄養素が全く書けない生徒の割合14→7％
・買い物時に食品表示を見る生徒の割合40→80％
・朝食を週1～2回しか食べない保護者の割合5→0％
・朝食メニューが1品だけの割合12→3％

D市　小学校（2年生・5年生257名　保護者257名）
・朝食の喫食率88→91％
・給食の残食率15→10％
・嫌いなものでも食べようとする児童の意識37→54％
・嫌いなものでも食べさせようとする保護者の意識51→54％
・給食時間を楽しみにする児童の割合75→78％

E市　中学校（小学校全児童428名　中学校全生徒192名　小中全保護者416名）

- 朝食の喫食率93→96％
- 給食を全部食べる人の割合95→99％
- 食事のあいさつをする人の割合69→92％
- 国産を選ぶ保護者の割合57→76％
- 夕食を大人と一緒に食べる生徒の割合94→94％

F町　小学校（2年生・5年生66名　保護者35名）

- 朝食を毎日食べさせようと心がけている家庭の割合93→97％
- 朝食に野菜を食べる割合42→54％
- 間食の時間や量を決めている家庭の割合23→49％
- 嫌いな食べものがない児童の割合13→28％
- スナック菓子をよく食べる児童の割合49→29％

　朝食の喫食率増加や，学校給食の残食率減少の背景には，複合して多方面にわたる効果があることがわかる。児童・生徒の食に対する意識だけではなく，保護者の食に対する意識，食事環境への配慮，マナーに対する考え方の向上，郷土への関心等々があげられる。

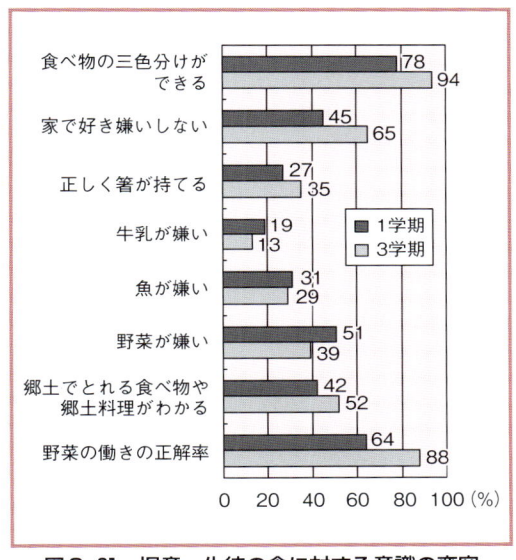

図6-21　児童・生徒の食に対する意識の変容

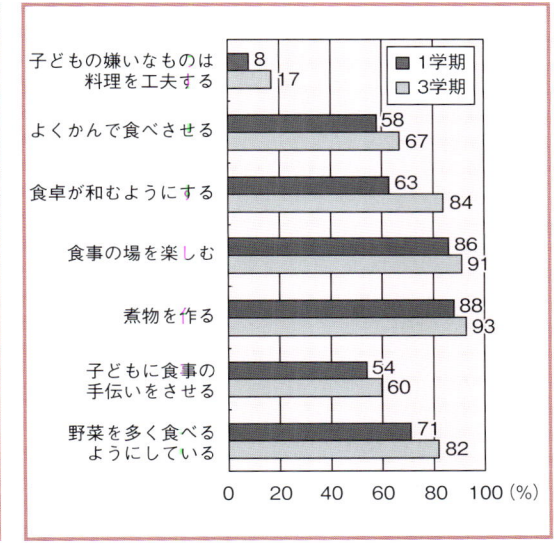

図6-22　保護者の食に対する意識の変容

(2) 食生活実態調査の追跡結果

　平成18年9月に実施した「早寝，早起き，朝ごはん」に関する調査を，平成19年12月に追跡した（小学校6年生2,228名・中学校3年生1,728名）。「就寝時間」「起床時間」「睡眠時間」「朝食の有無」「朝食の内容」「家での運動」といったそれぞれの項目において，若干にではあるが，食に関する指導の効果が上昇していた。

Ⅳ 大学生への食育

1．身体的特徴

　大学生はおおむね19～22歳をさし，自我の目覚め，精神的自立，アイデンティティの確立など身体的にも精神的にも顕著に変化する時期である。大学進学率は5割近くになり，青年の多くが学生生活を送っている。

2．青年期における今日的な食育問題

　大学生の日常は，家庭での安定した食生活に支えられていた高校時代と違い，高度で専門的な勉強と研究活動，サークル活動やアルバイトなどに忙しく，1日の生体リズムも夜型化し不定愁訴を招くことがある。朝食の欠食は自宅生・自宅外生問わず増加し，外食と中食の機会が多くなる。食に対する栄養学的な関心は小さく，生活上の優先順位も低下する。また，独りで食べる機会が多くなり，食の簡便化やファッション化を是とし，一品料理やおやつにスウィーツを好む傾向が増す。

　栄養のアンバランスは，肥満や痩身の二極化を促し，メタボリックシンドロームや生活習慣病の発症率を高める。今日，国民の健康状態が問題となっている背景には，青年期の食生活の乱れがある。筆者らの大学生を対象にした食事調査結果では，子どもの頃の食体験が家族との同居・別居とに関係なく大きく影響していることが明らかである（図6-23）。つまり食事摂取のよい母親の娘（充足群）はその他の娘（不足群）に比較して栄養のバランスがよかった。藤永保は『発達心理学』（岩波

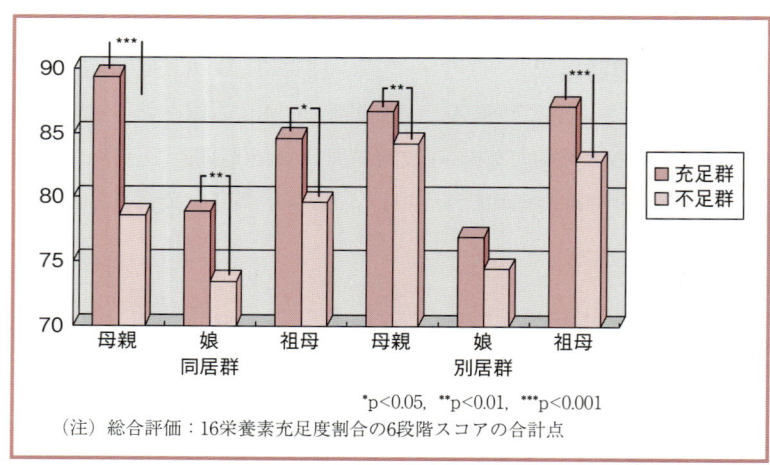

$^*p<0.05$，$^{**}p<0.01$，$^{***}p<0.001$
（注）総合評価：16栄養素充足度割合の6段階スコアの合計点

図6-23　母親の栄養素等摂取量の充足・不足による居住形態別（同居・別居）で総合評価スコアの比較

新書）の中で，子どもたちによい食事の体験をさせることは，心の発達の側面からも非常に大切なことである。子どもの頃は体験したことが強く心の中に残る刷り込みが起こる。その刷り込みが起こる時期のことを敏感期という。敏感期に体験したことは，一生を通じて，その人のものの見方，考え方に影響をし続ける。食事は生きるために必要な本能的な活動であるから，刷り込みが特に強く起こる。日本では，敏感期は3歳，5歳，7歳，10歳あたりにあるとされている。学校食事研究会事務局長安部裕吉氏は，よい食の体験をさせる責任は親をはじめとする大人にあると報告している。したがって，食行動の是正，適正化のために青年期にも食育の必要性がある。

3．行動変容と食行動の適正化—行動変容段階モデル（the stages of change model）の応用

　Prochaska らは，保健行動の変容を1つのプロセスと捉え，その変容過程の準備性によって，5つのステージモデルに分類して「行動変容のステージモデル」を提示している。対象者がどのステージモデルにあるかによって働きかけ方を変えることで，効率のよい介入ができる（図6-24）。この理論は，健康教育の研究と実践活動でよく用いられている。

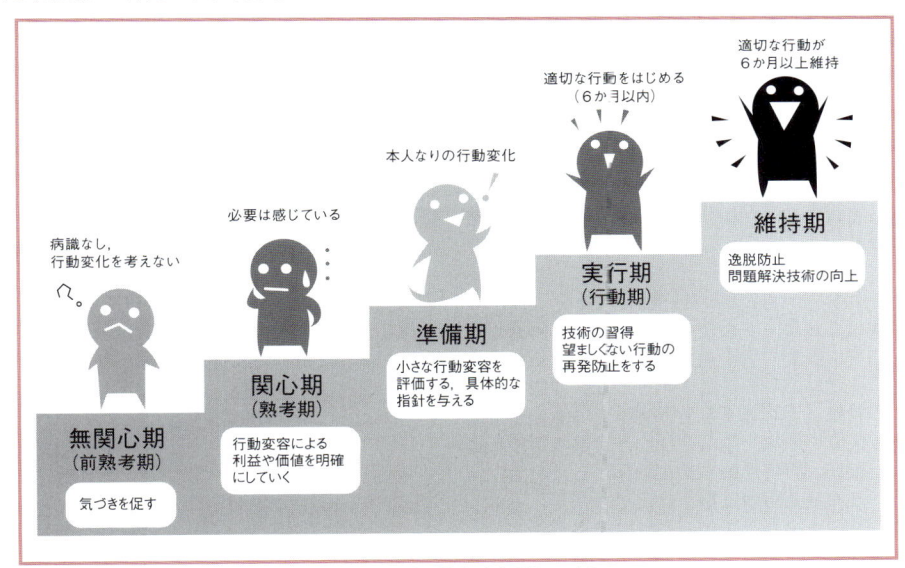

図6-24　行動変容段階モデル

4．食育の実践例—専門教科・栄養教育実習において

1）アンケート調査の実施

　行動変容段階モデルを応用した食生活調査のアンケートを作成して実施し，大学生がどのステージにいるかを把握した（表6-14）。行動変容段階モデルを応用した食生活調査アンケートの結果（図

6-25）を示した。現在，食生活で気をつけていることがあり，6か月以上継続している者は14.2%（維持期）であった。その対極にある，現在気をつけていることはないし，今後も気をつけるつもりはないは，31.5%（無関心期）であった。

次いで，食意識を問う調査項目「3．次のことは，あなたの健康を保ち，将来も健康に暮らすために，重要なことだと思いますか」と自己効力感を問う調査項目「4．あなたの健康のために，次のことについて，自信をもって自分はできると思いますか」との関連性を調査結果からみると，いずれのステージにある学生においても「3」については「重要であるという意識はもっている」が高値（図6-26・28・30）で，「4」の「自分でもできるという自己効力感」は低値（図6-27・29・31）

表6-14　食生活調査質問票

食 生 活 調 査

下記の質問に該当する番号に○印をおつけください。

1．あなたは現在，食生活で何か気をつけていることがありますか。
　①現在ないが，今後もない　②今後気をつける予定　③あるが継続的でない
　④半年以上継続していない　⑤半年以上継続している
　食生活のどんなことに気をつけていますか。具体的にお書きください。

2．あなたは副菜（野菜やいもを主材料とした料理）を1日2回以上食べる日が週に何回ありますか。
　①毎日　　　　②週に3～4回　　　　③ほとんどない

毎日食べる方は，いつ頃からですか	ほとんどない方は
①ずっと前から　②1年ぐらい前から ③半年前から　　④半年未満	今後，野菜料理を1日2日以上食べようと思いますか。 ①今後も気をつけない ②今後，気をつける

3．次のことは，あなたの健康を保ち，将来も健康に暮らすために，重要なことだと思いますか。
　①非常に重要　②まあまあ重要　③どちらでもない　④あまり重要でない
　⑤重要でない　の該当するものを○で囲んでください。
　(1) 栄養バランスを考えて食事をすること　　　　　　　　①　②　③　④　⑤
　(2) 主食，主菜，副菜の揃った食事をとること　　　　　　①　②　③　④　⑤
　(3) 副菜（野菜やいもを主材料とした料理）
　　　を1日2回以上食べること　　　　　　　　　　　　　①　②　③　④　⑤
　(4) 脂肪を摂り過ぎないようにすること　　　　　　　　　①　②　③　④　⑤

4．あなたの健康のために，次のことについて，自信をもって自分はできると思いますか。
　①かなりできる　②少しできる　③どちらともいえない　④あまりできない
　⑤まったくできない　の該当するものを○で囲んでください。
　(1) 栄養バランスを考えて食事をすること　　　　　　　　①　②　③　④　⑤
　(2) 主食，主菜，副菜の揃った食事をとること　　　　　　①　②　③　④　⑤
　(3) 副菜（野菜やいもを主材料とした料理）
　　　を1日2回以上食べること　　　　　　　　　　　　　①　②　③　④　⑤
　(4) 脂肪を摂り過ぎないようにすること　　　　　　　　　①　②　③　④　⑤

ご協力ありがとうございました。

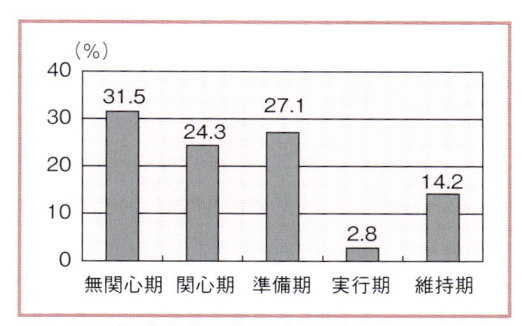

図6-25 行動変容段階モデルを応用したアンケートによる大学生のステージ

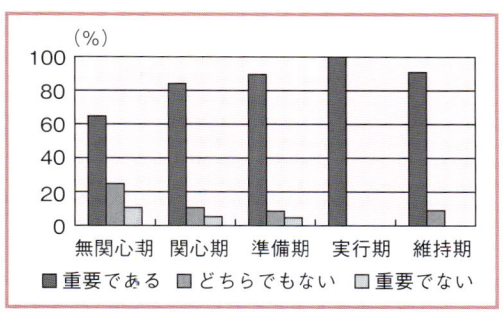

図6-26 栄養バランスが重要だと思うか：食意識

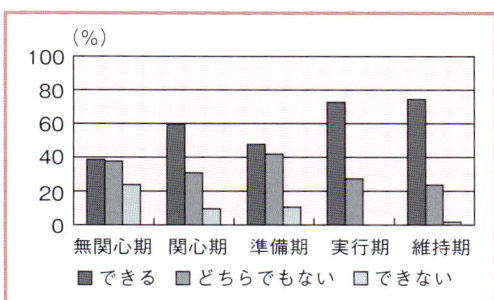

図6-27 栄養バランスを考えて食事できるか：自己効力感

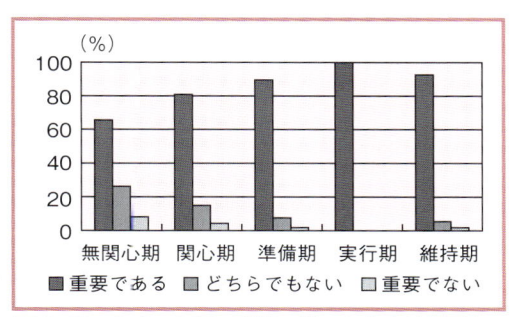

図6-28 主食・主菜・副菜の揃った食事は重要か：食意識

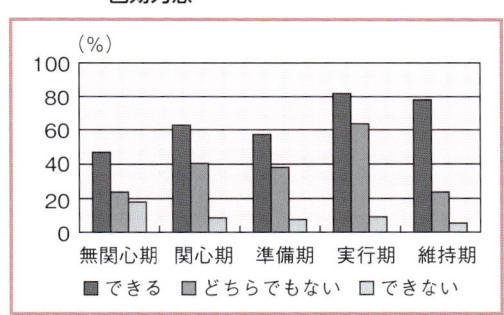

図6-29 主食・主菜・副菜の揃った食事ができるか：自己効力感

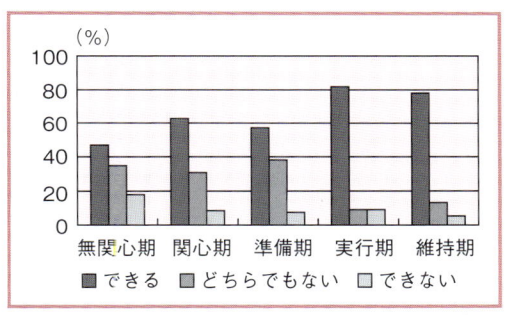

図6-30 副菜を1日2回以上食べられるか：食意識

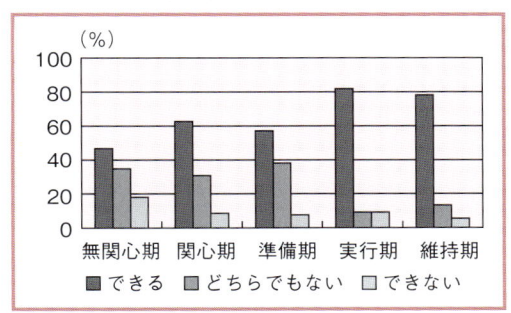

図6-31 副菜を1日2回以上食べられるか：自己効力感

Ⅳ　大学生への食育

であった。このことは，まさに行動変容段階モデルと社会認知理論とを応用した食育支援策を実施して，自己効力感を高めることが必要であることを示唆している。

2）行動変容段階の定義

参考までに，行動変容段階の定義を以下に紹介する（出典；平成14年度厚生労働科学研究費補助金健康科学総合研究事業：「行動科学に基づく栄養教育と支援的環境づくりによる地域住民の望ましい食習慣形成に関する研究」報告書（主任研究者　武見ゆかり氏），2003.3）。

表6-15　行動変容段階の定義

① 食生活変容段階
段階	定義
無関心期	現在気をつけていることはないし，今後も気をつけるつもりはない
関心期	現在気をつけていることはないが，6か月以内に気をつける
準備期	時々食生活に気をつけることはあるが，継続していない
実行期	現在気をつけていることはあるが，6か月以上継続していない
維持期	現在気をつけていることはあり，6か月以上継続している

② 野菜摂取の行動変容段階
段階	定義
無関心期	副菜を1日2回以上食べることはほとんどなく，今後も食べようと思わない
関心期	副菜を1日2回以上食べることはほとんどないが，今後6か月以内に食べようと思う
準備期	週に半分ぐらいは，副菜を1日2回以上食べる
実行期	ほぼ毎日，副菜を1日2回以上食べるが，未だ実行して6か月未満である
維持期	ほぼ毎日，副菜を1日2回以上食べることを6か月以上継続している

③ 脂肪摂取の行動変容段階
段階	定義
無関心期	脂肪をとりすぎないように気をつけていないし，今後もしようとは思わない
関心期	脂肪をとりすぎないように気をつけていないが，今後6か月以内にしようと思う
準備期	脂肪をとりすぎないように気をつけることはあるが，継続的にはできていない
実行期	脂肪をとりすぎないようにいつも気をつけているが，まだ6か月未満である
維持期	脂肪をとりすぎないようにいつも気をつけており，6か月以上継続している

5．食育支援の必要と今後―栄養教育プログラムの開発

現在，厚生労働省の平成18年度人口動態統計における三大死因は，1位：悪性新生物30.4％，2位：心疾患16.0％，3位：脳血管疾患11.8％と，生活習慣病による死因が60％弱を占めている。このことは5人に3人の割合となり，しかも生活習慣病の罹患は低年齢化傾向を示し，若い世代での食生活が問題視されている。

平成20年4月から特定健診・特定保健指導制度が始まった。この制度は①40歳～74歳を対象として，加入している医療保険者が健診と指導を行う。②健診はメタボリックシンドローム該当者および予備群の人を的確に選出する。③健康状態に応じた保健指導が行われる。メタボリックシンドロームの診断基準は内臓型肥満で，川にたとえると上流の過食や運動不足，ストレス，喫煙など生活習慣・食習慣を改善することにより，下流に至る動脈硬化，心疾患，脳血管疾患を予防することができる。上流を改善すると小さな努力で大きな効果を得ることができ，それに比し下流ではそれ

以上に大きな努力を要しても小さな効果しか得られないとしている。

　大学生への食育支援においても，食生活の乱れを是正することが肝要である。外食・中食への依存が，学生自身の①調理能力，②食事の選択能力，③体と食べ物との関連性，④食への無関心，など能力や関心の欠如によるとみられることから，その補完を優先させる食育が必要である。具体的に示すと，①食事調査やセルフモニタリングから自らの栄養状態や健康状態を評価法に基づいて採点し把握させる。②栄養アセスメントから振り返りや気づきを起こさせる。③日本型食生活（朝食は生きるための食事，夕食は楽しむための食事）をすすめ，主食，主菜，副菜などの組み合わせを学ばせて「食の大切さ」を認識させる。④朝食のレシピの立案と実践することでスキルを身につけ，自己効力感を持たせる。⑤セルフモニタリングによってよき食習慣の継続・習慣化を図る。宮崎らは大学生の食を変革させて生活習慣病を予防するために，5つのプログラムを報告している（図6-32）。

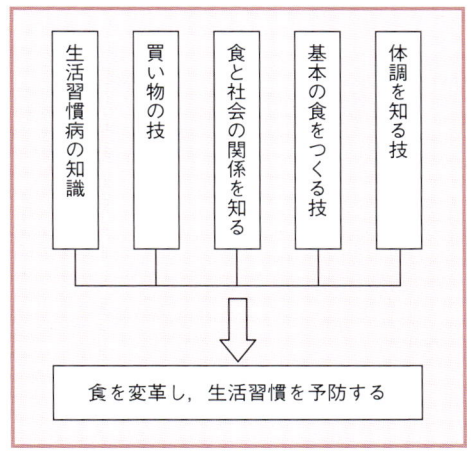

図6-32　プログラムの全体像

（資料：宮崎藍・渡邊美穂編：大学生の食を変える！食事変革プログラム，特定非営利活動法人地域循環研究所，2006より一部改変）

＜引用文献＞
1）笠原賀子編：学校教諭のための学校栄養教育論，医歯薬出版，2007，p.14-15，p.22-24
2）高田明和：気になる食の問題クローズアップ，群青社，2003，p.74
3）齊藤滋：よく噛んで食べる―忘れられた究極の健康法―，日本放送出版協会，2005，p.19
4）宮崎藍・渡邊美穂編：大学生の食を変える！　食事変革プログラム　特定非営利活動法人　地域循環研究所，2006，p.4

＜参考文献＞
1）川田智恵子・村上淳編：栄養教育論，化学同人，2007
2）農文協：食育活動―磨け！食べ物を選ぶ力―，2007
3）香川靖雄：科学が証明する朝食のすすめ，女子栄養大学出版部，2007
4）楽しく食べる子どもに～食からはじまる健やかガイド～，財団法人　日本児童福祉協会，2003
5）女子栄養大学栄養教諭研究会編：栄養教諭とはなにか―食に関する指導の実践―，女子栄養大学出版部，2005

V 高齢者への食育

　秦の始皇帝が不老不死の薬を探し求めたように，老や死は人間にとって避けられないものであるが克服したい問題である。医学の進歩や食生活が豊かになったことで，2006年には平均寿命が男性79.00歳，女性85.81歳となり，我が国は世界一の長寿国となった。これは人類の叡智の賜物といえる。しかし，2005年には人口に占める65歳以上の高齢者の割合（高齢者率）は，20.1%となる一方で，15歳未満の子どもの割合は13.7%となり，世界の中で類のない，少子高齢化が進行した国となった。また，65歳以上の人口を15～64歳の人口で割った値，老年人口指数も30.5%となり，約3人で1人の高齢者を支える社会になっている。今後も高齢化は続くと予測されている。

　高齢者は，加齢によりさまざまな身体の問題を抱えるようになる。身体機能の低下（食欲や味覚の低下，口腔機能すなわち唾液・消化液の分泌減少や嚥下力低下，咀嚼機能の低下，義歯不良，脳梗塞などによる手足の麻痺など）や，食欲がわかない，買い物に行けない，料理を作れなくなったなどの理由で，摂取する食事の量が減り，低栄養状態に陥る危険がある。

　このように老化により，生理機能やADL（日常生活動作）が衰えていく。高齢者が大半を占める社会になると医療，介護制度はもちろんのこと，高齢者の生き方や生活のあり方を見直していく必要があることはいうまでもない。高齢者にとって，健康で長生きすることが目標となるが，これまでと同じように食事を摂っているのに，食事に時間がかかるようになったり，むせやすくなったりするときが必ずやってくる。生理機能が低下していく程度には個人差があるので，その人に応じた介護や栄養を考える必要がある。

　高齢者の食事においては，単にたんぱく質やエネルギーの不足を補うだけでなく，見た目や香りなどで食欲をそそり，高齢者自身が食べたいものを，安全においしく食べてもらう工夫が必要となる。併せて，個人の活動に応じた栄養を摂り，適度な運動をして，寝たきりにならないように努めることが，高齢者のQOLを高めることにつながる。

1．安全・安心な食環境づくりに向けて

　高齢者に限らず，今まで食べられていたものが食べられなくなると，食事が楽しくなくなるばかりでなく精神面でも消極的になりがちとなる。老化現象に直面している高齢者の場合は，なおさらである。食べる意欲が減退しないうちに嚥下機能のチェックを始めて，嚥下困難の症状の改善や摂食障害の予防に努めることで，健康な食生活の維持を目指す必要がある。チェック項目としては，①食べ物をよくこぼす（脳卒中の後遺症による麻痺などで唇をうまく閉じられない場合など），②飲み込んだ後に食べ物が口の中に残る，③口の中に唾液が溜まる（食事時以外に分泌された唾液は自然に飲み込

まれるが，その反応がうまく起こらない），④痰がよくからむ（嚥下障害により，食べ物が気管に入ると，それを排除するために痰が多く分泌される），⑤飲み込みにくい食べ物がある，⑥舌の表面が白い（舌苔といい，舌表面の汚れに発生した微生物が原因である），⑦食事時間が延びる（30分以上かかると，疲労を招き，誤嚥の危険性も高まる），⑧食後に声が変わる（食べ物をよく飲み込めないで咽頭や声帯にたまり，かすれ声やガラガラ声になる），⑨食事中にむせることがある，⑩食後によくせき込む，などが挙げられる[1]。摂食障害になると，必要な栄養を食べ物から摂取できなくなり，低栄養状態となるばかりでなく，最も嚥下しにくく誤嚥の危険性のある水を摂れずに脱水状態になったり，餅や焼きいもによる窒息や，誤嚥性肺炎（誤嚥したものが肺に入って，微生物による感染を起こす。重症になると生命にかかわる）を引き起こす危険性が増す。

したがって，安全で安心して栄養補給できるように適切に食品を選択すると同時に，食べる時に以下のようなことに気をつけるとよい。

① 食べる時の姿勢に気をつける（食べ易い姿勢で）
② 一口の量を少なくする（ティースプーン1杯程度を目安とする）
③ 飲み込むことに集中する（意識して飲み込む）
④ 数回飲み込む（口中に残っているものをもう一度残らずに飲み込む）
⑤ 交互嚥下（食事と，喉越しのよいゼリーや水を一口ずつ交互に繰り返す）
⑥ 水を飲む時，鼻に当たらない形のカップ，ストロー，吸飲を用いる

嚥下機能の程度は個々の高齢者によって異なるので，基本的にはその人に合ったものを選んで食生活を組み立てることが基本である。一般に，高齢者にとって飲み込みにくいとされる食物リストを表6-16に示した[2]。焼きいもやゆで卵は水分が少なく，ほっくりしたテクスチャーを有しているので，唾液の分泌量が減少傾向にある高齢者にとっては，飲み込む際にのどに詰まる可能性が高ま

表6-16 飲み込みにくい食べ物のリスト

順位	高齢者群		壮年者群
	施設入居者	在宅独居者	
1	酢の物	焼きいも	焼きいも
2	焼きいも	ゆで卵（黄身）	ゆで卵（黄身）
3	ゆで卵（黄身）	酢の物	酢の物
4	雑煮の餅	ウエハース	ウエハース
5	お茶	カステラ	カステラ
6	カステラ	食パン	マッシュポテト
7	梅干し	ハンバーグ	食パン
8	もりそば	梅干し	ピーナッツ
9	凍り豆腐	焼きのり	梅干し
10	食パン	雑煮の餅	もりそば

（資料；大越ひろ：日本官能評価学会誌, vol.11, No.1, 14-18, 2007）

ると考えられている。また、酢の物は酢の揮発性成分が、摂食する際に咽頭部を刺激し、むせるので、飲み込みにくいといわれている。

2．咀嚼・嚥下能力

　高齢化に伴い、さまざまな筋力が低下する。口腔・咽頭・食道などの嚥下筋の筋力が低下すると、食塊を形成しにくくなる。また、義歯の装着や歯周病の発症などで咀嚼力が低下し、硬いものが食べられなくなったりする。

　食べ物を口に入れてから飲み込むまでの複雑な動作について理解することは、誤嚥を防ぐことにもつながる。口腔から食道への食塊の移動の様子を図6-33に示す。咀嚼、嚥下過程は、先行期、準備期、口腔期、咽頭期、食道期の5期に分けられている[3]。

　先行期は、食べ物が口に入るまでの時期をいい、食べ物を見たり、匂いを感知することにより、硬さ、温度、味を予測し、食器の使い方、食べるタイミングなどを選択している。おいしそうと判断したりする認知の要素と、口に運ぶ動作などの行動の要素がある。食べ物を認識することにより、唾液や消化液が分泌され、食べ物を受け入れる状態が整うことになる。

　準備期は、口腔への食べ物の取り込みから食塊（咀嚼された食べ物がひとかたまりになったもの）の形成までの時期をいう。

　咀嚼においては、歯による切断は意識的に行われるが、頬部（きょうぶ）や舌などの筋肉で口腔内の食べ物の性状を感知し、どのくらいの硬さ、大きさであれば飲み込めるかという判断や、口腔中の食べ残しの感知などは、無意識に行われている。また、頬部や舌は、食物が口唇からこぼれないように、あ

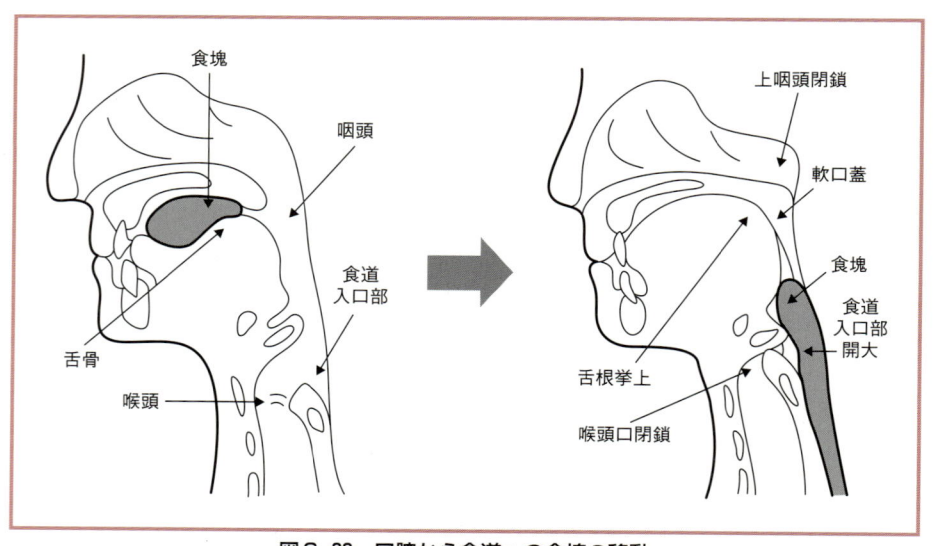

図6-33　口腔から食道への食塊の移動

（資料：藤原啓次：「誤嚥性肺炎や窒息を回避するための介護者はポイントを押さえた喫食状態の観察を」、ヘルスケア・レストラン、2005.8、日本医療企画）

るいは勝手に喉頭に落ち込まないように保持する役割や，食べ物を臼歯で噛み砕く際には，臼歯の上に載せたものがずれないように内側から舌で，外側から頬で支える役割を果たしている。

口腔期は食塊を喉に送り込む時期である。まず，唇が閉じられた後，舌が食塊を後方へ押し出す。このとき一時的に呼吸は止まり，鼻腔に食塊が入らないように軟口蓋が後上方に動いて上咽頭を遮断する。口唇の閉鎖，顎位の安定といった前方からの押し出し効果も重要となる。

咽頭期は飲み込む瞬間，いわゆる嚥下反射の時期である。咽頭には鼻腔と気管へ通じる2つの気道があり，通常は解放されていて食道が閉鎖されているが，食塊を飲み込む時には，この2つの気道が閉じられて呼吸が一瞬止まり，食塊が食道に送り込まれる。これらの一連の動作は無意識に反射的に行われる。この微妙な協調動作がうまくいかないと，食塊が気道に入ってしまい，誤嚥につながる。

食道期は，食道の中に入ってきた食塊を重力と蠕動運動により胃へ移送する時期である。食道入口部は食塊が通過した後に閉じられるので，食塊の逆流はない。

嚥下機能が低下すると，この一連の動作がスムーズにいかなくなり，誤嚥を起こしこれが肺炎につながる。高齢者個人によって症状が異なるので，原因がどの時期の機能低下に由来するのかをよく把握して，適切な対応が必要である。

3．高齢者の栄養管理

高齢者の栄養管理を考える上で大切なことは，糖質，たんぱく質，脂質，ビタミン，ミネラル，食物繊維などをバランスよく摂取すると同時に，適正なエネルギー量を摂取して標準体重を維持することである。老人保健施設の食品構成の一例を表6-17に示す[4]。年齢，性別，活動量などにより個人差があるので，あくまで一例である。

高齢者における食事の問題点は，加齢に伴い食欲や自ら調理する意欲が低下して，結果として，食物摂取量が少なくなってしまうことである。食物摂取量が減少すると，栄養素の不足を引き起こし，特に脱水症やPEM（たんぱく質エネルギー栄養失調症）の発症が問題となる。また，咀嚼や嚥下能力の低下によって，硬いもの，繊維質のものが食べられなくなり，食べられる食品が同じようなものに限られてしまう。そ

表6-17　食品構成の一例

食品群		重量（g）
穀類	米類	260
	パン類	20
	麺類	10
	その他穀類	3
いも類	じゃがいも	40
	さつまいも	15
	その他いも類	20
砂糖類		15
豆類	味噌	15
	大豆製品	45
	その他豆類	3
種実類		1
野菜類	緑黄色野菜類	130
	その他野菜類	230
	漬物類	10
果実類		70
きのこ類		10
海藻類		5
魚介類	生物	60
	その他の加工品	30
獣鳥肉類	生物	35
	その他の加工品	5
卵類		50
乳類	牛乳	100
	乳製品	30
油脂類		9
菓子類		20
し好飲料類		250
調味料類		40
調理加工食品類		12

うなると栄養が偏り，殊に食物繊維が不足することになる。食物繊維は，コレステロール上昇抑制作用があり，便秘を防いで大腸がん発生防止効果も期待できるので，積極的に摂りたいものである。さらに，味覚機能が低下すると，濃い味付けを好むようになり，食塩や砂糖の摂取量が増大してしまうこともある。食塩の摂りすぎは高血圧の原因となり，糖質の摂りすぎは肥満につながる。その一方，食事は淡白になりがちで，そのため，脂肪の摂取量が減少し，必須脂肪酸が欠乏したり，脂溶性ビタミンが不足したりする。このような高齢者に起こりがちな問題は，個人個人によって程度が異なるので，個別対応が求められる。特定の食品に偏らず，1日にできるだけいろいろな種類の食品を摂取するように心がけ，規則正しい食生活を送ることが大切であり，食べる意欲を減退させないことが重要である。また，嚥下機能の低下が軽い段階で機能回復を図り，このような問題を予防することが必要であることはいうまでもない。

4．高齢者のための食事

高齢者は，咀嚼・嚥下能力の低下や味覚・嗅覚などの減退，運動量の低下など身体的な要因や，ストレスや不安などの社会心理的な要因により，しばしば食欲不振を起こす。食欲を促すための工夫の例を表6-18に示す。食が細くなると，低栄養状態，脱水を起こしやすくなる。そのため，高齢になるにしたがい，食べる量は少なくても栄養密度の高い食事が求められる。こまめに水分を補給することも大切である。

摂食が困難となり食事摂取量が著しく低下した場合には，不足する栄養素等を栄養補助食品で補給する。間食を活用して口からの摂取回数を増やすなど，低栄養状態を回避し体調を維持するように心がける。

表6-18　高齢者の食欲を促す工夫

食事環境を整える
・清潔な食卓
・食器やテーブルウェアの色調
・適温・適時な食事
・音楽や花・植物
・ゆったりとした雰囲気
おいしい調理の工夫
・新鮮な食材・旬のものを使う
・行事食を取り入れる
・切り方や盛り付けなどに工夫する
・酸味・うまみ・香辛料・香味食品を利用する
・盛り付け・色彩に配慮する
・料理の適温に留意する

（小沼博隆・横山理雄編：医療食・介護食の調理と衛生，サイエンスフォーラム，2002，p12）

5．高齢者のための調理の工夫

咀嚼能力が低下すると，好きな食べ物が硬い場合には食べられなくなってしまうことがある。高齢者の食べる意欲を減退させないためにも，飲み込みにくい食べ物については調理上の工夫を施して食べられるようにすることが求められる。具体的には，軟らかく煮る，隠し包丁を入れる，一口大に切る，細かく刻む，ミキサーにかける，とんかつなどは薄切り肉を重ねる，ゲル化剤を用いてゼリー状に固める，などが挙げられる。食形態別調理方法の工夫を表6-19に示す。

嚥下機能に障害のある人にとっては，水のように粘度の低い液体は口中に広がり誤嚥する可能性があるため，増粘剤を用いて粘度を高め広がらないようにするとよい。テクスチャー特性の硬さや

粘度が増加するとまとまりやすくなるため，飲み込む際に液体が気管に流入することを防ぐことができる。

表6-19　食形態別調理方法の工夫

	食材	やわらか食	やわらか一口食	やわらかつぶし食	やわらかゼリー・とろみ食	
主食	米	加水量を多くして炊飯する（ご飯，軟飯）	全粥	全粥	ブレンダー粥	おもゆゼリー
	パン類	やわらかい耳つきパン	耳なしパン	パン粥	パン粥	
	麺類	やわらかく茹でる。中華麺は加水してやわらかく炒めるか，あんかけにする	5〜10cmに切り，やわらかく煮る	1cm位に切り，やわらかく煮る	1cm位に切り，やわらかく煮こみ，ブレンダーにかける。その後ゼリー状に固める	くずゆ
主菜	肉類	圧力鍋を用いる。やわらかく煮る。薄切り，切れ目を入れる	1〜2cmに切る。	刻むかひき肉を用いる。場合によってはとろみをつける	やわらか食にだし汁などを加えブレンダーにかける。その後，増粘剤でペースト状にするか，寒天などのゲル化剤を用い寄せ物にする。脂肪分が少ないものは生クリーム，マヨネーズなどを加え油分を補う	濃厚流動ゼリーコンソメスープゼリー
	魚類	煮魚はたっぷりの煮汁をかける。焼魚は硬くならないよう注意する	ほぐす	ほぐしてたたく。場合によってはとろみをつける		
	卵類 蒸す	だし汁を多くし，すをたてない温度でやわらかく蒸す	そのままで用いるか，やや小さく切る	刻む	だし汁を多くしてなめらかな硬さに蒸す	やわらかいプリン
	卵類 炒る焼く	牛乳，だし汁を約30％加え，弱火で調理する	牛乳，だし汁でのばす	軽くたたいてつぶす	カスタードクリーム状にし，ブレンダーにかけてあんかけにする	
	豆腐類	茹水に塩を0.5％くらい入れて，やわらかく茹でる。すをたてないように，弱火で加熱し，加熱時間にも注意する	そのまま。場合によっては一口程度に切る	刻む	だし汁とともにブレンダーにかけ，寒天などのゲル化剤を用いゼリー状にする	豆乳ゼリー
副菜	根菜類	かくし包丁を入れじっくり煮る。繊維の多いものは繊維を短く切り軟らかく茹でてから煮込む	やわらか食に準じる	つぶす	やわらか食をブレンダーにかける。その後，増粘剤でペースト状にするか，寒天などのゲル化剤を用いゼリー状にする	野菜ジュースゼリー
	葉菜類	お浸しなどはやわらかく茹で，葉先も細かく切る。サラダなどは繊維を切って，塩もみまたは軽く茹でる	やわらか食に準じる	刻む		
	いも類	水分を多くしてじっくり煮含める	一口大に切る，つぶす	刻む，つぶす	だし汁でやわらかく煮て，ブレンダーにかけ，マヨネーズ，生クリーム，牛乳などの増粘食品を加えペースト状にする	いもゼリー
	豆類	やわらかく茹で，じっくり煮含める	やわらか食に準じる	たたいてつぶす	やわらかく煮て煮汁を加えブレンダーにかける	豆シロップゼリー
汁物	汁物	具を小さく切り，軟らかく煮込む	具のみやや細かく切る	具は刻み，汁はとろみをつける	ブレンダーにかけ，増粘剤で粘度を調整する	みそスープ
デザート	果物	熟した果物を選び食べやすく切る	りんごなど硬いものは煮る。やわらかいものは一口大に切るか，つぶす	りんごなど硬いものは煮てつぶす。やわらかいものはそのままつぶす	ブレンダーにかけ，増粘剤でまとまりのあるペースト状にする。酸味の強い果実には砂糖，はちみつ等を加える	やわらかフルーツゼリー
飲料	飲料	飲み込みの状態を判断してとろみをつけたり，ゼリー状にしたり個別に対応する	増粘食品を用いる。個別に対応する	十分検討して個別に対応する	増粘剤，ゲル化剤を用いなめらかなピューレ状か，ゼリー状にする	お茶ゼリーミルクプリン

6．高齢者のQOL

　高齢者にとって経口摂取という行為は，五感を介して脳を刺激することにより心身を活性化し，QOLを高めることにつながる。高齢者といっても心身機能や生活環境はさまざまで個人差が大きいため，長年にわたって慣れ親しんできた食習慣を十分に理解し考慮したうえで，できる限り生活満足度を低下させないように「楽しく食べる」ことが望まれる。

　「食べる」という行為は人間の基本的欲求であり，自立して，自ら食べ物を選んで口から安全においしく食べられることが，生き甲斐にもつながり，ひいては健康な長寿生活につながる。食べる意欲が，生きる悦びを与え，さらに寝たきりを予防する。人生を楽しんで長生きできるようにすることが重要である。

＜引用文献＞
1）山田晴子，菊谷武，赤堀博美：かむ・のみこむが困難な人の食事，女子栄養大学出版部，1999
2）大越ひろ：「嚥下障害者のための食事―高齢者を対象とした食事の安全性とテクスチャーの面から―」，日本官能評価学会誌，11(1)，14-18，2007
3）藤谷順子：「摂食・嚥下のメカニズム」，食生活，102(2)，16-22，2008
4）手嶋登志子，大越ひろ編：高齢者の食介護ハンドブック，医歯薬出版，2007
5）第一出版編集部：厚生労働省策定日本人の食事摂取基準（2005年度版），第一出版，2005
6）手嶋登志子編：介護食ハンドブック，医歯薬出版，1999

Ⅵ 介護と食育

　高齢社会を迎えて，介護を必要とする高齢者が増加している。脳卒中，脳梗塞などで麻痺を起こし，介護を必要とする人も少なくない。寝たきり患者のような要介護者の治療には，医師だけでなく，ヘルパーや看護師の役割も重要である。食事を通じていきいきと暮らすことが，脳機能を活性化させ，身体機能障害の緩和，認知症の予防にもつながる。2005年からはじまった介護保険制度において要介護者に対する栄養ケアマネジメント，栄養アセスメントが実施されることになり，一人ひとりの状態を把握しながら食事を提供することが管理栄養士の役割に加えられた。また，2006年の改正介護保険法では，栄養士や訪問介護員が利用者宅の台所で一緒に調理を手伝う場合にも給付が認められるようになり，高齢者への筋肉トレーニングや自宅での共同の作業など，心身機能を回復することを目的とした介護に対する給付も行われるようになった。2007年には，高齢者（65歳以上）人口2,711万人に占める要介護（要支援）認定者の割合は，16.6％（449万人）となり，そのうち在宅での介護サービス受給者は262.7万人，施設介護のサービス受給者は100万人となっている。要介護者を少なくし，介護度を減らすこと，すなわち介護予防の推進が，国家の重要な課題である[1]。

　要介護者の食生活は，介護する人によってコントロールされることになるため，介護する側の影響が大きく要介護者単独の問題ではない。したがって，要介護者に対してはもちろん，それ以上に介護者への食育も重要になってくる。

1．摂食機能と介護食

1）高齢者の介護と食育

　老化や病気などで，咀嚼・嚥下機能に何らかの障害が発生すると，食物が喉に詰まったり，むせたりして，飲み込むことが困難となり，摂食が滞り低栄養や脱水状態に陥りやすくなる。咀嚼・嚥下機能の低下した高齢者に経管栄養や経静脈栄養法を用いることは，高齢者にとっても，また介護者にとっても，安全であり，栄養管理もしやすいなどの利点がある。しかし，口から食べないために食べ物からの味覚刺激が失われ，食べる楽しみを失い，生きがいの喪失や人とのふれあいの忌避に至るという精神面での問題も指摘されている。

　そこで，QOLの観点から咀嚼・嚥下機能が低下していても，口からおいしく食べられるようにならないかと工夫し開発されたのが「介護食」である。表6-20に介護食の条件[2]を示す。単にやわらかいだけではなく噛み切りやすさも考慮して，繊維質の少ないものを選ぶ必要がある。口の中でま

とまりやすく飲み込みやすいものは適度に水分や油分を含むものが多い。また，咀嚼障害が比較的軽度の人にとっては，ある程度かみ応えのあるものの方が，唾液の分泌が促されるので，かえって飲み込みやすくなる。誤嚥しにくい形状にすることも大切である。ただし，口から食べることが望ましいからといっても，その食事が調理側や介護側の効率性を優先し，おいしさが感じられないものであっては，介護の益は得られない。嗜好性の観点から，見た目についても工夫をすることが重要である。例えば，単なる流動食では見た目が悪いのみならず食欲をそそらないので，成形したり，彩りをよくしたりして，食べる人はもとより，介護する人にとってもおいしそうにみえるよう工夫する。そして，おいしそうに食べている人の姿は，介護者や周囲の人に楽しい思いを与えることにつながるであろう。

表6-20　介護食の条件

①のどごしのよい食事
　　口腔から咽頭部を滑らかに通り，むせずに，粘つかないで嚥下できること
②見た目にもきれいで食欲がわき，おいしく感じるもの
　　例えばドロドロの「おじや」のままではなく，「茶碗蒸し」などに再成形する
③誤嚥しやすい食べ物でない
④エネルギー，栄養素，水分が必要量摂れる
⑤誤嚥しない姿勢で，ゆっくり，少しずつ食べさせ，最後に水分（お茶，ゼリーなど）を摂って咽頭部に貯溜した食べ物をよく洗い流すようにする
⑥愛情と敬意のこもった介助が伴う
　　「一口でも召し上がって頂きたい」という心を示す

（小沼博隆・横山理雄編：医療食・介護食の調理と衛生，サイエンスフォーラム，2002，p12）

2）障害者の介護と食育

2001年，日本の障害者数は約600万人で，その内訳は身体障害者約350万人（在宅約330万人，施設20万人），知的障害者約46万人（在宅約33万人，施設約13万人），精神障害者約204万人（在宅約170万人，施設約34万人）である。

嚥下障害は，病気や病気の後遺症によって起こることも多い。嚥下障害の原因になる疾患は，①脳卒中（脳出血，脳梗塞），②筋萎縮性側索硬化症（ALS），③神経変性疾患（パーキンソン病，脊髄小脳変性症，アルツハイマー病），④脳神経疾患（腫瘍，炎症，外傷，感染），⑤末梢神経の障害（口腔・咽頭悪性腫瘍術後），⑥神経―筋接合部疾患（重症筋無力症，筋ジストロフィー症）等がある[3]。

介護を考える場合，高齢者に対する介護と障害者に対する介護を分けて考える必要がある。

障害の種類や程度に合った適切な食生活が，障害の進行や悪化の遅延・予防につながる[4]。

2．介護食の種類

厚生省（現厚生労働省）が策定した特別用途食品の中に1994年に高齢者用食品が加わり，その中に「咀嚼困難者用食品」「咀嚼・嚥下困難者用食品」というカテゴリーが設けられた。その基準である高齢者を対象とした食品群別許可基準[5]を表6-21に示す。

表6-21 高齢者用食品の食品群別許可基準

咀嚼困難者用						
許可要件	咀嚼を容易，または，不要ならしめることを目的として設計・加工された食品で，下の基準を満たす物					
形状		ゾル	ゾル中に固形物	ゲル	ゲル中に固形物	固形物
例示		ポタージュ	おかゆ おじや	煮凝り ゼリー	寄せ物	水煮 煮物
規格	堅さ，食べやすさの目安	かまなくてよい	かまなくてもよい	舌でつぶせる	歯ぐきでつぶせる	歯ぐきでつぶせる
	堅さ（一定速度で圧縮した時の抵抗 Pa）	5×10^2 Pa 以下	固形分を含む全体を測定して 5×10^3 Pa 以下	5×10^4 Pa 以下	固形分を含む全体を測定して 5×10^4 Pa 以下	5×10^4 Pa 以下

咀嚼・嚥下困難者用					
許可要件	咀嚼を容易，または，不要ならしめるとともに，適当な増粘剤を用いることによって，嚥下を容易ならしめ，かつ誤嚥を防ぐことを目的として設計・加工された食品で，下の基準を満たす物				
形状		ゾル	ゾル中に固形物	ゲル	ゲル中に固形物
例示		ポタージュ	おかゆ おじや	煮凝り ゼリー	寄せ物
規格	堅さ，食べやすさの目安	かまなくてよい	かまなくてもよい	舌でつぶせる	歯ぐきでつぶせる
	固形物の比重（重量%）		50％以下		
	堅さ（一定速度で圧縮した時の抵抗 Pa）	5×10^2 Pa 以下	固形分を含む全体を測定して 5×10^3 Pa 以下	5×10^4 Pa 以下	固形分を含む全体を測定して 5×10^4 Pa 以下

一方で，日本介護食品協議会は表6-22に示すようなユニバーサルデザインフード区分[5]を作った。ユニバーサルデザインフードとは，加齢とともに「噛む力」や「のみこむ力」が弱まった高齢者，歯の治療中などで一時的に食事が不自由な人を対象に，利用者の能力に応じて摂食しやすいように，形状，物性を調整した加工食品，および容器等を工夫して製造された加工食品をさす。食べる人の噛む力を4区分に分類し，それにあわせた食品形態の例を表している。

さらに，特養ホーム等では独自の基準を作っており，例えば食形態区分を"やわらか食"(咀嚼・嚥下機能正常)，"やわらか一口食"，"やわらかつぶし食"(咀嚼機能低下)，"やわらかゼリー・とろみ食"(嚥下機能低下)の4段階に分類[6]している施設もある（表6-23）。このほかソフト食という定義づけ[7]や，また近年では，金谷節子氏により提唱されている嚥下食ピラミッド[8]もある（図6-34）。

表6-22 ユニバーサルデザインフード区分表

区分		区分1 容易にかめる	区分2 歯茎でつぶせる	区分3 舌でつぶせる	区分4 かまなくてよい	とろみ調製
かむ力の目安		硬いものや大きいものはやや食べづらい	硬いものや大きいものは食べづらい	細かくまたはやわらかければ食べられる	固形物は小さくても食べづらい	飲み物や食べ物に、とろみをつけて飲み込みやすくするための食品です（ゼリー状にできるものもあります）。また、水などに溶かすととろみのついた飲み物や食べ物になるタイプもあります。
飲み込む力の目安		普通に飲み込める	ものによっては飲み込みづらいことがある	水やお茶が飲み込みづらいことがある	水やお茶が飲み込みづらい	
食品形態の目安	主食	ごはん～ やわらかごはん	やわらかごはん ～全粥	全粥	ペースト粥	
	主菜	豚の角煮	煮込みハンバーグ	鶏肉のそぼろあん	鶏肉のうらごし	
		焼き魚	煮魚	魚のほぐし煮 （とろみあんかけ）	白身魚のうらごし	
		厚焼き卵	だし巻き卵	スクランブルエッグ	やわらかい茶碗蒸し（具なし）	
	副菜	にんじんの煮物	にんじんの煮物（一口大）	にんじんのつぶし煮	うらごしにんじん	
	デザート	リンゴのシロップ煮	リンゴのシロップ煮（一口大）	リンゴのシロップ煮（つぶし）	やわらかアップルゼリー	

（資料：(独)国立健康・栄養研究所栄養教育プログラム　食介護研究会編：摂食・嚥下障害を考える，カザン，2007, p59）

表6-23　摂食機能に対応した食形態と調理方法の分類

食形態区分	Ⅰやわらか食	Ⅱやわらか一口食	Ⅲやわらかつぶし食	Ⅳやわらかゼリー・とろみ食	
形状	常食タイプ	やわらかな1～2cm大	不均質ゾル	やわらかい均質ゾル・ゲル	極めてやわらかい均質ゾル・ゲル状
摂食機能	概ね良好。なんでも食べられるが、硬いもの、大きいものは少し食べにくい	噛む力が低下。硬いものや大きいものは食べにくい	ほとんど、噛めないため、噛まずに飲み込んでしまう	口唇が閉じにくいために、口中への取り込みおよび食塊形成が困難なことが多い。ときどきむせがあり、飲み込むのに時間がかかる	嚥下機能の障害により、飲み込むことが困難である
	咀嚼・嚥下機能正常	咀嚼機能低下		嚥下機能低下	
調理方法	ある程度の歯ごたえは残すが、やわらかく調理する	やわらかく調理したものを、一口大あるいはさらに細かく切る。または煮熟する	やわらか一口食をさらに細かく切る。またはつぶして、とろみをつける	舌で軽くつぶすことができる硬さのゼリー状、ペースト状にする	きわめてやわらかい均質のゼリー状あるいはペースト状にする

（資料：手嶋登志子・大越ひろ編，増田邦子・高橋智子・黒岩恭子著：おいしく食べてQOLを高める高齢者の食介護ハンドブック，医歯薬出版，2007, p35）

　摂食・嚥下障害の人に対する摂食機能に応じた段階的な食事提案は，このようにさまざまなところがそれぞれの定義で分類しており，共通の認識が確立していない。また，例えば一概にきざみ食といってもその定義もまちまちであり，同じ食形態の名前であっても施設によってその形状が異なっているというのが現状である。今後，介護食の定義づけを共通化していくことが望まれる。

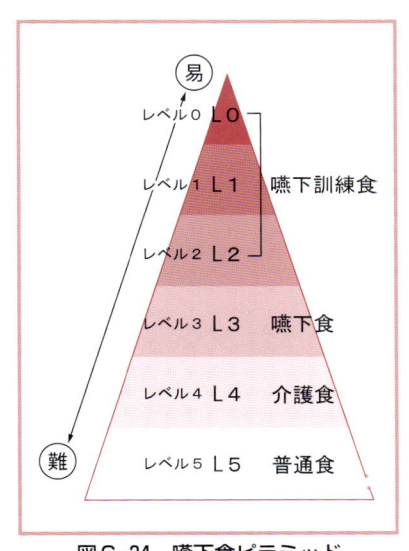

図6-34 嚥下食ピラミッド
（資料：金谷節子監修：「嚥下食ピラミッド」，タベダス，3巻6号，風人社，2006）

3．食介護のポイント

食介護とは狭義には「食事を介助する技術」と捉えられているが，人間の尊厳を大切にして要介護者一人ひとりの長年の食習慣，食環境を理解し考慮した上で，食生活を営むための介護福祉行為であるべきである。したがって，介護の際には要介護者に対して敬意を払って接することが大切である。そして何でもしてあげればよいというものではなく，将来の自立を目指した介護でなければならない。表6-24に，食事ケアのポイントを示す[9]。

表6-24 高齢者のための食事ケアのポイント

1	お年寄りを受容し，敬意をもって接する "人間の尊厳"を大切にし，敬語で話しかける
2	ゆっくりと自立を助ける介助をする 時間をかけて自分で食べられるように援助する
3	視野狭窄や誤認に注意する 食器の位置や食べられない飾りものに注意する
4	食事の姿勢や介助の位置に注意する 誤嚥しない姿勢で本人の食べやすい位置から介助する
5	きれいな盛りつけを見せてから食事を開始する 最初から刻みやどろどろでなく，後で食べやすい形態にする
6	ごちゃ混ぜにせず適切な一口量にする 一品ずつの味を大切にし，飲み込みやすい量にする
7	食前・食後に口腔ケアをする 誤嚥に備え，食前にもリラックス体操と歯磨きをする

（資料：手嶋登志子編：介護食ハンドブック，医歯薬出版，1999）

食事ケア時の注意点としては，①うとうとしていると誤嚥を誘発するので，目覚めていることを確認する，②食前体操として，上半身・首・口の運動をして食べる準備をする，③きれいに盛りつけられ見た目にもおいしそうな食事をまず見せ，視覚，聴覚，嗅覚を刺激し，食欲を促す，④食塊が飲み込まれるのを確認してから次の一口を食べさせるようにして要介護者に合ったペースを守る，⑤要介護者に応じて一口量を調節する，⑥できるだけ目線を要介護者に合わせる（横になってい

る人とは同じ高さで），⑦食事は適温で提供する，⑧あごが上がらないようにする，⑨うまく飲み込めずに口の中に残った食塊を飲み込むため，水やゼリーなどを食事の合間に与える，⑩食後，口の中をきれいにして微生物の繁殖を防ぐ，⑪食塊がのどに残っていたり胃から逆流したりしないように，食後しばらくの間上体を起こしておく，などがあげられる[3]。

　脳機能障害の後遺症でよく見られるような片麻痺の場合には，姿勢のとり方に留意する。麻痺がある方に身体が傾いたりする時には，クッションや座布団を片側にあてがって姿勢を正し，背中を伸ばすと飲み込みやすくなることが多い。

　献立を立てる際には，まず給与栄養目標量に留意する。要介護者は健常人に比べ活動量が減少するのでその分エネルギー量は少なくてもよいが，たんぱく質やビタミン，ミネラルについては健常人とほぼ等しい量摂取する必要がある。そのため，高齢になるにしたがい，量は少なくても栄養密度の高い食事となるよう工夫することが望ましい。また，咀嚼・嚥下機能の状態を把握して，安全においしく食べられる食事を考える。食事制限のある病気にかかっている場合やアレルギー体質の場合は，食品の選び方にも注意が必要である。併せて，高齢者は脱水を生じやすいので，こまめに水分補給することを忘れないようにしたい。

　管理栄養士が作成した献立にしたがう場合には，食事をきちんと摂取することが前提となるため，咀嚼・嚥下機能に障害があって食が細くなると低栄養状態を招きやすい。したがって，介護者は低栄養をもたらす環境要因を知り，さまざまな方法を用いて食べてもらう工夫をしなければならない。まず，本来の献立を無視することなく一品ずつの味を大切にして，飲み込みやすい適切な一口量を口に運ぶようにする。食べるタイミング，呼吸を合わせて口に運ぶということも重要である。

　咀嚼しやすく，口の中でまとまり，飲み込みやすく，さらに誤嚥しないようにするために，液状のものにはとろみをつける，固形の散らばりやすいものについてはゲル状に固めるという工夫をするとよい。表6-25には一般的なゲル化剤である寒天，ゼラチン，カラギーナンの特徴を示す[6]。また，表6-26には市販されている増粘剤の分類とその特徴および用途を示す[6]。それぞれに特徴があるので，用途に適したものを選ぶようにするとよい。また，増粘剤についても日々改良がなされ，最近では耐熱性，冷凍耐性のあるものが開発されている（表6-27）[6]。濃厚流動食用の増粘剤の特徴についても表6-27に示したので参考にしてほしい[6]。

　介護の補助食品として，缶詰，レトルト食品，冷凍食品などを上手に利用するとよい。自立を促

表6-25　寒天・ゼラチン・カラギーナン製剤の溶解温度とゼリーの凝固温度および融解温度

ゲル化剤	ゲル化剤の溶解温度	ゼリーの凝固温度	ゼリーの融解温度
寒天	98℃以上	30～40℃	70～85℃
介護食用寒天	80℃	30～40℃	70～85℃
介護食用とろみ寒天	80℃	30～40℃	70～85℃
ゼラチン	50～60℃	3～15℃	20～26℃
カラギーナン製剤	70～80℃	40～50℃	60～65℃

（資料：手嶋登志子・大越ひろ編：高齢者の食介護ハンドブック，医歯薬出版，2007，p53）

表6-26 市販されている増粘剤の分類とその特徴および用途

主原料			特徴（適した用途）	製品名	販売者・総代理
デンプン（表示）		特徴	添加量が多く必要。白濁・デンプン臭あり 唾液中のアミラーゼで分解される ややとろみをつけるには3〜4％, ヨーグルト状にするには5〜6％	ムースアップ	日清サイエンス・ヘルシーフード
				トロメリン	三和化学
		用途	ブレンダー食, ムース状, 型抜き	エンガード	協和発酵・メディカルフーズ
増粘多糖類（表示）	グアーガム	特徴	添加量が少量で済む。牛乳でもとろみがつきやすい。 やや褐色・豆臭あり ややとろみをつけるには1.3〜1.5％, ヨーグルト状にするには1.5〜1.8％	ハイトロミール	フードケア
				トロミアップA	日清サイエンス・ヘルシーフード
		用途	汁物のとろみ付, ブレンダー食, ピュレ状食品	スルーソフ	キッセイ
	キサンタンガム	特徴	無色・透明, 付着性が少ない 牛乳・濃厚流動食にはとろみがつきにくい ややとろみをつけるには1.0〜1.8％, ヨーグルト状にするには2.0〜3.2％	ネオハイトロミール	フードケア
				ソフティア	ニュートリー
				スルーキング	キッセイ
				トロミクリア	ライオン・ヘルシーフード
		用途	飲料のとろみ付け, あんかけ	トロメイクSP	明治乳業
				つるりんこ	クリニコ・森永乳業
				トロミパーフェクト	日清オイリオ・日清サイエンス
				エンガードセレクトⅡ	協和発酵

（資料：手嶋登志子・大越ひろ編：高齢者の食介護ハンドブック, 医歯薬出版, 2007, p73）

表6-27 耐熱性ゲル化剤および濃厚流動食用増粘剤

	製品名	原材料	特徴（適した用途）
耐熱性ゲル化剤	ソフティアゲル（ニュートリー）	増粘多糖類	40℃以下でゲル化し, 70℃以上で融解 ゼラチンの半量で同様にゲル化。牛乳・酸には向かない
	ホット＆ソフト（ヘルシーフード）	増粘多糖類	完全溶解には沸騰が必要。耐冷凍性あり 溶解後75〜65℃で固まりはじめ, 温かいうちに固形化。70℃程度で融解 ミキサーがゆのべたつきを軽減
	スベラカーゼ（フードケア）		
	スルーパートナー（キッセイ）	増粘多糖類＋寒天	40℃程度でゲル化し, 70℃程度で融解する 冷たいままでも, 温めても
	お湯で溶ける介護食用寒天（伊那食品工業）	寒天	完全溶解には沸騰が必要。40℃以下でゲル化し, 80℃以上で融解
	介護食用ソフト寒天（伊那食品工業）	寒天	ポットのお湯で溶解可能。40℃以下でゲル化し, 80℃以上で融解 お茶やみそ汁をゼリーにする
濃厚流動食用増粘剤	FASET（フードケア）	増粘多糖類	たんぱく質の多い液体をゾル〜ゲルに調整 濃厚流動食のほか豆乳や牛乳でも使用可能
	リフラノン（ヘルシーフード）	増粘多糖類	濃厚流動食をゾル〜ゲルに調整 ヨーグルト状またはプリン状。食料にはとろみがつかない
	イージーゲル（大塚製薬）	増粘多糖類（ペクチン）	1液（ペクチン）, 2液（Ca）の順に加えて撹拌 飲料や流動食をゼリー状にする
	REF-P1（ジャネフ）	増粘多糖類	Caを多く含む液体流動食を固形化

すための自助食器や器具もある（写真㊶）。自助食器はすくいやすく，食べやすい角度になっていたり，傾斜がついていて食べ物を寄せることができ，底面には滑り止めがついている。そのような食器がない場合には，滑り止めマットもある。また，ばねつき箸，軽量グリップ付きスプーンや，にぎったときに食べやすいように柄が曲がっているスプーンなどがあるので，そのような食器を利用したりしてできるだけ自立を促すような努力をしたいものである。さらに，流動食・ムースなどを固め，成形するための器具を写真㊷に示す。

　介護者は，食べる人の状態をリアルタイムに把握し臨機応変に対応しなければならない。観察力と洞察力を発揮してほしい。そして，食べる人の心身状態がよくなるように何をすべきか，食環境がよくなるように何をすべきか，を常に念頭においてほしい。

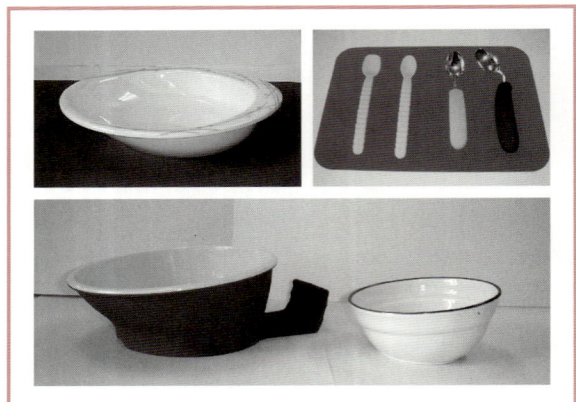

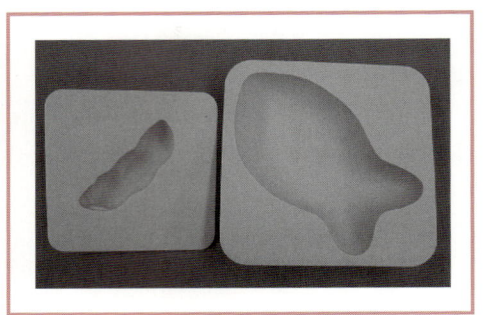

写真㊶　自助食器

写真㊷　介護食成型用器具

4．摂食障害の評価と口腔ケア

　口から食べることは高齢者のQOLの観点から重要である。しかし，食べ物側の特性を追求するだけでは一方的であり，口腔側の状態を把握するとともに咀嚼・嚥下の流れを熟知し，摂食障害を適切に評価することが必要である。

　「Ⅴ　高齢者の食育」で触れたような，咀嚼・嚥下の流れをふまえて，表6-28[10]に示すような，食事中のむせや食事内容の変化などの摂食障害の徴候が表れたら，速やかに，飲み込みやすい食事をとり入れるなどの対策を講ずるべきである。併せて，食前・食後に口腔ケアを行い（図6-35）[6]，口腔機能の改善をはかることが重要である。高齢者の場合は，唾液分泌量の低下，感覚の低下が問題にされることに加えて誤嚥性肺炎の予防の観点からも口腔ケアがとくに重要である[6]。

　高齢者の口腔内の特徴として，舌苔の付着や脱水による乾燥，不十分な歯科治療，口呼吸による咽頭付近の痰・痂皮様汚物の付着などがあげられる。口腔内に溜まった食塊は細菌が繁殖しやすく，さまざまな感染症の原因となる。食事介助にかかわる人は，口腔ケアを行うことにより口腔機能の維持向上に努め，何歳になっても口から食事ができ会話が楽しめるように支援したい。

表6-28 嚥下障害を疑わせる徴候

1. 声質の変化
   （食事中や食後にがらがら声になる）
2. 痰の量と症状
   （痰が多く，食べ物が混ざっていたり，痰の色が汚い）
3. 食事中のむせ
   （水分がむせる，食べはじめ・途中から・続けて飲むとむせるなど）
4. 食事中・食後の咳
   （食事中・食後1～2時間に咳が集中的に出るなど）
5. 食欲の低下
   （むせるために食欲がないか，食べると疲労するために食欲がない）
6. 食事時間・食べ方の変化
   （前より食事時間がかかる，食物が口からこぼれるなど）
7. やせ・体重の変化
   （原因不明の体重減少時に嚥下障害が隠れていることあり）
8. 食事内容の変化
   （汁物をとらなくなった，パサパサしたものは飲み込めないなど）
9. のどの違和感
   （常に喉がゴロゴロしている，咽頭への食物残留感など）
10. 食事中の疲労
    （誤嚥があってもむせがなく'食べると疲れる'の訴えのみがある）

（資料：Michael E Groher 編（藤島一郎監訳）：嚥下障害—その病態とリハビリテーション（原著第3版），医歯薬出版，1998，一部改変）

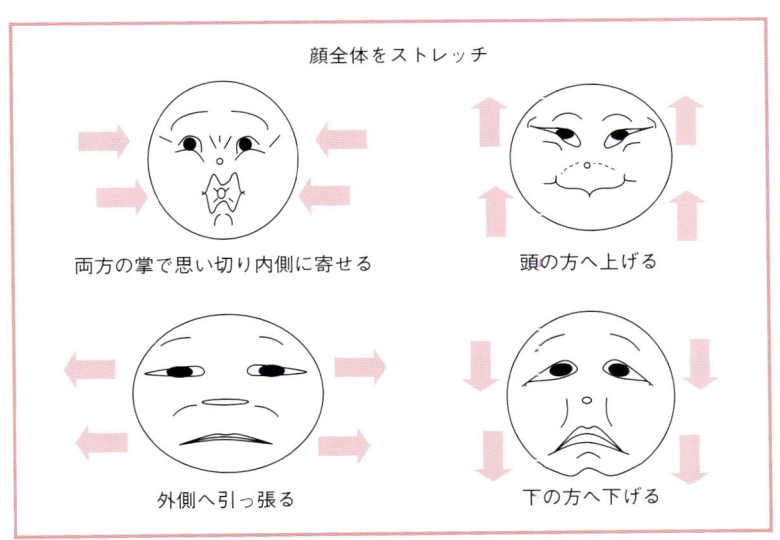

図6-35 口腔ケア・リハビリマニュアル

5．要介護者のQOLを支援するために

　食介護を支援していくためには多職種の連携が欠かせない。図6-36に示したような食介護支援チームを作り[6]，お互いに情報を共有し日々変動する要介護者の状態に合わせた，「食べもの」や「食環境」を整備し，QOLを高めるような食支援が必要である。

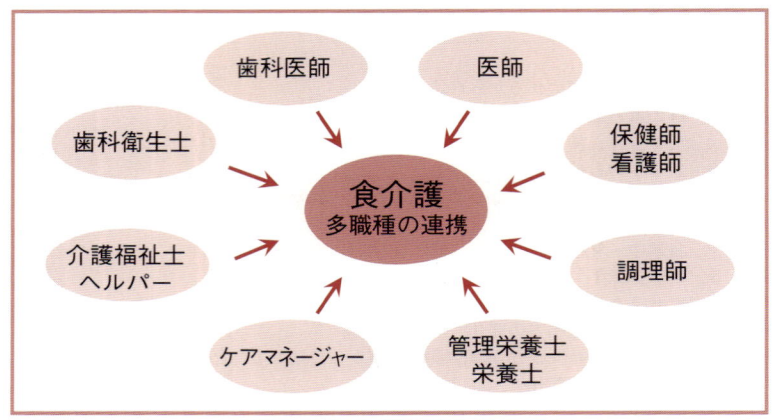

図6-36 食介護支援チーム
（資料：手嶋登志子，大越ひろ編著：高齢者の食介護ハンドブック，医歯薬出版，2007, p.86）

　在宅で介護を必要とする人に対しては，介護者はかなりの負担を強いられることがしばしばである。未処理の食材のみならず調理済み食品の冷凍・真空パック・レトルトパックなども配送してくれる在宅高齢者向け配食サービスなどがあり，これらを上手に利用することで負担を軽減することができる。さらに，近年では「食事の楽しみ」を重視する動きが広がり，デイサービスが摂食・嚥下障害者向けのコース料理を出すレストランを開き，前菜から主菜，デザートまでのコース料理をランチで提供している所もある。

　介護の最終目標は，要介護者が，介護の必要がなくなり，自己実現に向かって歩み出すことである。あるいは，要介護者・介護者双方の自己実現にある。健康は自己実現の前提であり，長寿は結果のひとつにすぎない。介護活動には，自立した生活を営む上でQOLの主要な部分を占める食生活に悦びを見出すことができるようなさまざまな新しい取り組みを期待したい。

<引用・参考文献>

1) 香川靖雄：香川靖雄教授のやさしい栄養学，女子栄養大学出版部，2006
2) 小沼博隆，横山理雄編：医療食・介護食の調理と衛生，サイエンスフォーラム，2002
3) 山田晴子，菊谷武，赤堀博美：かむ・のみこむが困難な人の食事，女子栄養大学出版部，1999
4) 中山玲子，宮崎由子編：栄養教育論，化学同人，2004
5) （独）国立健康・栄養研究所栄養教育プログラム　食介護研究会編：摂食・嚥下障害を考える，カザン，2007
6) 手嶋登志子・大越ひろ編著：高齢者の食介護ハンドブック，医歯薬出版，2007
7) 黒田留美子：高齢者ソフト食，厚生科学研究所，2001
8) 金谷節子監修「嚥下食ピラミッド」，タベダス，3巻6号，風人社，2006
9) 手嶋登志子編：介護食ハンドブック，医歯薬出版，1999
10) Michael E Groher　編（藤島一郎監訳）：嚥下障害―その病態とリハビリテーション（原著第3版），医歯薬出版，1998

第7章 生活習慣病予防と食生活

I 生活習慣病とは

　生活習慣病は，以前成人病と呼ばれていたものとほぼ同義である。成人病とは，「主として脳卒中，がんなどの悪性腫瘍，心臓病などの40歳前後から急に死亡率が高くなり，しかも全死因の中でも高位を占め，40～60歳位の働き盛りに多い疾患」（1957年，成人病予防対策協議連絡会）と定義されていた。1996年になって，国民に生活習慣の重要性を喚起し，健康に対する自発性を促し，生涯を通した生活習慣改善のための個人の努力を社会全体で支援する体制を整備することを目的として，「生活習慣病」という概念が提案された（公衆衛生審議会）。すなわち，生活習慣病の概念は，成人病対策として２次予防に重点を置いていたそれまでの対策に加え，生活習慣の改善を目指す１次予防を推進するために導入されたものである。生活習慣病の特徴は，①極めて普通な疾患であること，②発症に生活習慣が深く関与しており，生活習慣の改善によりある程度の予防が可能であることなどである。ただし，生活習慣病といわれる疾患群においても，多くの場合，生活習慣・環境要因のみでなく，遺伝的素因の関与も大きいことを銘記すべきである。

　1950年頃から，日本人の主な死因は結核などの感染症から生活習慣病に移った。死因第１位である悪性新生物の年齢調整死亡率は，男性では緩やかに上昇傾向にあったが，近年，横ばいから低下傾向に移った。女性では緩やかに低下傾向にある。第２位の心疾患は横ばいないしはやや低下，第３位の脳血管疾患は1965年頃から急速に低下してきた。2006年の悪性新生物，心疾患，脳血管疾患による死亡数は，それぞれ総死亡の30.4％，15.9％，11.8％を占めており，これら３群の疾病が全死亡の約６割を占めている。わが国では，年齢調整死亡率で見るとこれらの疾患はたとえ低下傾向にあっても，急激な高齢化に伴って，実数では増加していることも多く，今後これらの疾患の予防の重要性は増すことはあっても低下することはないといってよいであろう。

II 主な生活習慣病と食生活

1. 肥　満

　2005年の国民健康・栄養調査によると，男性では，いずれの年齢階級においても，肥満者の割合が20年前，10年前と比較して増加しており，40歳代が34.1％で最も高くなっている。女性では，40～60歳代で肥満者の割合は減少しており，20～30歳代の約2割が低体重（やせ）となっている。

　「健康日本21」では，「適正体重を維持している人の増加」として，肥満に関する目標が設定されている。ただし，肥満は必ずしも医学的に減量を要する状態とは限らない。最近の研究では，皮下脂肪の蓄積による肥満に比べて，内臓脂肪の蓄積による肥満は生活習慣病との関連が深いことが明らかにされている。2006年の国民健康・栄養調査では，40歳以上の男性の30.3％，女性の17.7％が上半身肥満の疑いとされた。すなわち，日本肥満学会（2000年）では，①BMI≧25で，男性はウエスト周囲径≧85 cm，女性はウエスト周囲径≧90 cmを上半身肥満の疑い，②上半身肥満の疑いと判定され，腹部CT法による内臓脂肪面積≧100 cm^2（男女ともに）を内臓脂肪型肥満としている。なお，ウエスト周囲径と国民健康・栄養調査で用いられる腹囲は同じと考えてよく，いずれも正確には臍周囲径と呼ぶべきものである。

2. 高脂血症・脂質異常症

　高脂血症は，血液中のLDL-コレステロール，トリグリセライド（中性脂肪）のどちらか一方，またはその両者が異常に増加した状態である。日本動脈硬化学会では，HDL-コレステロールが異常に低下した状態である低HDL-コレステロール血症を含めて，脂質異常症と呼ぶことを提案している（表7-1）。健康日本21では，高コレステロール（この場合LDL-コレステロールではなく，総コレステロール）血症のみを取り上げている。高コレステロール血症の指標として，疫学調査では総コレステロールのみが測定されることが多いが，実際に重要なのは，その中のLDL-コレステロールであり，これを判定の基準とする必要がある。高トリグリセライド血症については，疫学的根拠が不十分であるとして，健康日本21では取り上げられなかったが，最近の研究結果から，メタボリックシンドローム（後述）の構成要因として重要視されている。

　脂質異常症は虚血性心疾患，脳梗塞などの動脈硬化性疾患の重要な危険因子である。動脈硬化性疾患発症の危険度に応じて，管理目標値（表7-2）および治療方針（図7-1）が設定されており，特に動脈硬化性疾患発症の危険度が低い場合には，生活習慣改善の重要性が強調されている。動脈硬化学会が示している食事療法は，予防のための食生活にも参考とすることができる（表7-3）。

表7-1 脂質異常症の診断基準(空腹時採血)

高コレステロール血症	LDL-コレステロール ≧140 mg/dL
低HDL-コレステロール血症	HDL-コレステロール ＜40 mg/dL
高トリグリセライド血症	トリグリセライド ≧150 mg/dL

＊この診断基準は薬物療法の開始基準を表記しているものではない。
＊薬物療法の適応に関しては他の危険因子も勘案して決定されるべきである。
＊LDL-C値は直接測定法を用いるかFriedewaldの式で計算する。
＊Friedewaldの式:LDL-コレステロール＝総コレステロール－HDL-コレステロール－0.2×トリグリセライド(ただし，Friedewaldの式は，トリグリセライド値が＜400 mg/dLの場合に限る。≧400 mg/dLの場合は必ず直接法によって測定することが必要である。)

(資料:日本動脈硬化学会:動脈硬化性疾患予防ガイドライン2007年版)

表7-2 脂質異常症のリスク別管理目標値

治療方針の原則	カテゴリー		脂質管理目標値 (mg/dL)		
		LDL-コレステロール以外の主要危険因子＊	LDL-コレステロール	HDL-コレステロール	トリグリセライド
一次予防 まず生活習慣の改善を行った後、薬物治療の適応を考慮する	Ⅰ(低リスク群)	0	＜160	≧40	＜150
	Ⅱ(中リスク群)	1〜2	＜140		
	Ⅲ(高リスク群)	≧3	＜120		
二次予防 生活習慣の改善とともに薬物治療を考慮する	冠動脈疾患の既往		＜100		

(注)脂質管理と同時に他の危険因子(喫煙、高血圧や糖尿病の治療など)を是正する必要がある。
＊LDL-コレステロール以外の主要危険因子:加齢(男性≧45歳，女性≧55歳)，高血圧，糖尿病(耐糖能異常を含む)，喫煙，冠動脈疾患の家族歴，低HDL-コレステロール血症(＜40 mg/dL)
(資料:日本動脈硬化学会:動脈硬化性疾患予防ガイドライン2007年版)

表7-3 脂質異常症における食事療法の基本

第1段階(総摂取エネルギー，栄養素配分およびコレステロール摂取量の適正化)
1)総摂取エネルギーの適正化
  適正エネルギー摂取量＝標準体重×25〜30 kcal
2)栄養素配分の適正化
 炭水化物:60％
 タンパク質:15〜20％(獣鳥肉よりも魚肉，大豆タンパク質を多くする)
 脂肪:20〜25％(獣鳥性脂肪を少なくし，植物性・魚肉性脂肪を多くする)
 コレステロール≦300 mg/日
 食物繊維≧25 g
 アルコール≦25 g(他の合併症を考慮して指導する)
 その他:ビタミンC・E・B_6・B_{12}・葉酸などやポリフェノールの含量が多い野菜，果物などの食品を多くとる(ただし，果物は単糖類の含有量が多いので，摂取量は≦80〜100 kcal/日が望ましい)。

Ⅱ 主な生活習慣病と食生活

表7-3続き
第1段階で血清脂質が目標値とならない場合は第2段階に進む。

第2段階（病型別食事療法と適正な脂肪酸摂取）
1）高LDL-コレステロール血症が持続する場合
　脂肪≦20%
　コレステロール：≦200 mg/日
　飽和脂肪酸：1価不飽和脂肪酸：多価不飽和脂肪酸＝3：4：3
2）高トリグリセライド血症が持続する場合
　禁酒
　炭水化物由来エネルギー≦50%
　単糖類：可能な限り制限。できれば≦80～100 kcal/日を除いて調味料のみでの使用とする。
3）高LDL-コレステロール血症と高トリグリセライド血症が持続する場合
　1）と2）で示した食事療法を併用する。
4）高カイロミクロン血症
　脂肪：≦15%

（資料；日本動脈硬化学会：動脈硬化性疾患予防ガイドライン2007年版より一部改変）

3．耐糖能障害・糖尿病

　わが国の糖尿病患者数は，生活習慣の変化にともなって急速に増加している。糖尿病は一度発症すると治癒することは望めず，放置すると細小血管障害による，いわゆる3大合併症（網膜症，腎症，

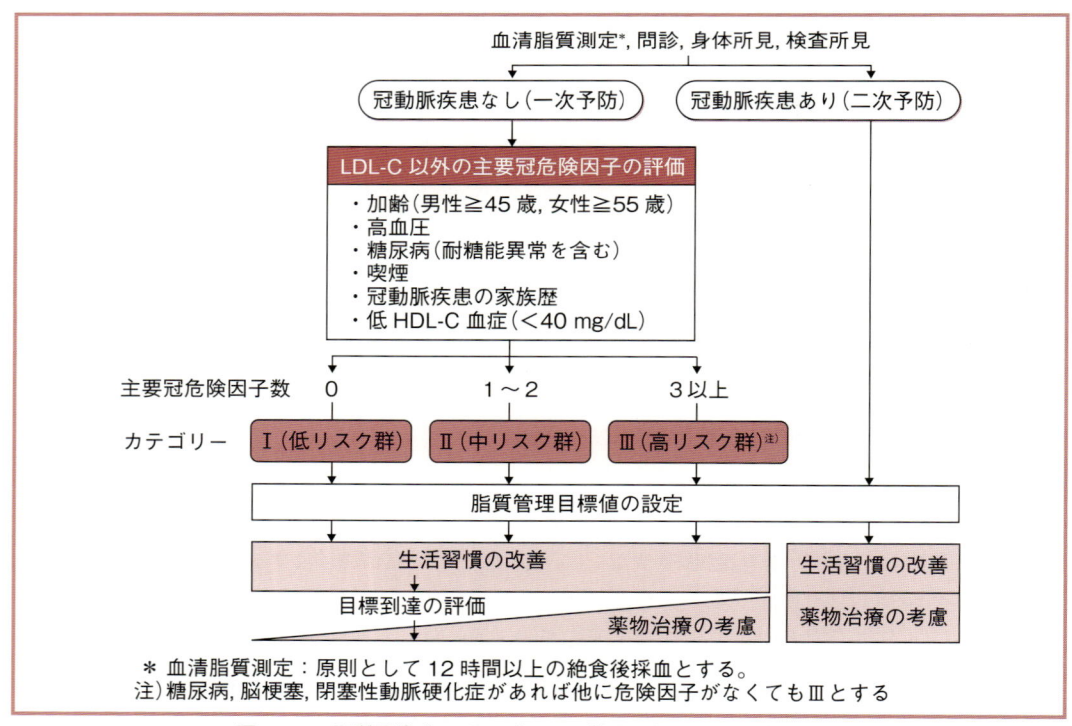

図7-1　脂質異常症のカテゴリーと管理目標からみた治療方針
（資料；日本動脈硬化学会：動脈硬化性疾患予防ガイドライン2007年版）

第7章　生活習慣病予防と食生活

末梢神経障害）を引き起こし，ついには失明，透析治療，下肢切断などの重大な結果をもたらす。また，糖尿病は動脈硬化を促進し，脳血管障害，虚血性心疾患などの重要な危険因子となる。糖尿病の病型は，①1型糖尿病，②2型糖尿病，③妊娠糖尿病，④その他に分けられる。糖尿病の発症要因としては，遺伝的要因と環境要因が関与するが，生活習慣病として重要なのは2型糖尿病であり，我が国の糖尿病の大部分を占めている。本項で述べる糖尿病はこの型を指している。また，糖尿病にいまだ至らない耐糖能異常の存在が重要であり，わが国では，これを境界型としている（図7-2）。

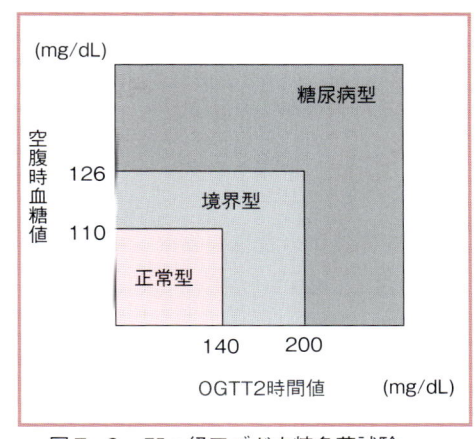

図7-2　75g経口ブドウ糖負荷試験（75gOGTT）による判定区分
（資料：日本糖尿病学会：糖尿病治療ガイド2006-2007）

境界型は，実際には次のように種々の病態を包含していると考えられる。即ち，①糖尿病の発症過程または改善過程にあるもの，②遺伝的または生活習慣によってインスリン抵抗性が亢進したもの，③インスリン分泌障害が進展したもの，④メタボリックシンドロームの病態の1つ，などがあげられる。WHOでは，境界型をIGT（impaired glucose tolerance，耐糖能異常）とIFG（impaired fasting glucose，空腹時血糖異常）に分けている。このうち，IGTのほうがIFGよりも糖尿病に移行しやすいことが知られている。いずれにしても，境界型は糖尿病に準ずる病態として対処する必要がある。

糖尿病の発症予防対策としては，①肥満の防止，②身体的活動の増加，③適正な食事があげられている。これらは高血圧や高脂血症に対しても有効であり，脳血管疾患，虚血性心疾患などの心血管疾患の予防対策ともなる。健康日本21では，糖尿病の1次予防の推進を図る観点から，生活習慣の改善，糖尿病有病者の早期発見および治療の継続について設定している。あわせて，生活習慣の改善が糖尿病有病者の減少に及ぼす影響についても推計している。

4．高血圧

高血圧は，動脈硬化性疾患，特に脳血管障害との関連が明らかであり，現在では以前よりも厳しい血圧水準で高血圧が設定されている（表7-4）。第5次循環器疾患基礎調査（厚生労働省，2000年）によると，高血圧者の割合は，男性46.7％，女性35.8％であった。前回調査（1990年）と比べて，男性60歳以上，女性40歳以上では若干の減少がみられたが，逆に，男性30～40歳代では増加がみられた。最低（拡張期）血圧は60歳代以上では低下しているが，壮年者（30～50歳代）の最低血圧は低下しておらず，一部の都市集団では増加傾向も認められる。その要因として，外食などによる食塩の過剰摂取，肥満，運動不足，ストレスの増加などが考えられている。

今後とも生活習慣の改善，特に減塩の啓発が重要である。国民健康・栄養調査によると，日本人

の食塩摂取量の推移は，年次変動があるものの，長期的にみると必ずしも減少傾向にあるとはいえない。2005年の国民健康・栄養調査では，成人の食塩摂取量は11.5 g/日（男性12.4 g/日，女性10.7 g/日）となっており，成人男性の64.5％は10 g/日以上，女性の71.8％は8 g/日以上の食塩を摂取している。「日本人の食事摂取基準」（2005）の男性＜10 g/日，女性＜8 g/日はおろか，「健康日本21」で当初設定された目標の＜10 g/日も2010年までに達成できそうにない情勢である。

表7-4　成人における血圧値の分類

至適血圧	＜120	かつ	＜80
正常血圧	＜130	かつ	＜85
正常高値血圧	130-139	または	85-89
軽症高血圧	140-159	または	90-99
中等症高血圧	160-179	または	100-109
重症高血圧	≧180	または	≧110
収縮期高血圧	≧140	かつ	＜90

（資料：日本高血圧学会：高血圧治療ガイドライン2004（JSH2004））

しかし，これらの目標値は仮に設定されたものとみなすべきで，真の目標は欧米並みの＜6～7 g/日であることを認識しなければならない。

5．高尿酸血症

性・年齢を問わず，血漿中の尿酸濃度が，その溶解限度である7.0 g/dLを超えるものを**高尿酸血症**と定義する。高尿酸血症は，尿酸産生過剰型（尿酸産生量の増加），尿酸排泄低下型（尿中尿酸排泄能の低下），両者が混在する混合型に分けられる。高尿酸血症はメタボリックシンドロームを構成する1因子であるが，診断基準には含まれない。高尿酸血症が持続した結果として関節内に析出した尿酸塩が起こす関節炎を**痛風**という。

高尿酸血症は，過栄養，プリン体過剰摂取，飲酒（特にビール），運動不足などの生活習慣と深いかかわりがある。また，メタボリックシンドロームの他の要因や肥満との関連が強く，高尿酸血症単独ではなく，危険要因を総合的に考慮することが必要である。

6．メタボリックシンドローム

メタボリックシンドロームとは，「代謝症候群」という意味であるが，メタボリックシンドローム診断基準検討委員会は欧米での呼称をそのままカタカナ書きにした「メタボリックシンドローム（metabolic syndrome）」を用いることを決めた（表7-5）。国民健康・栄養調査では，括弧書きで，「**内臓脂肪症候群**」としている。メタボリックシンドロームは，高血糖・インスリン抵抗性，高トリグリセライド血症・低HDL-コレステロール血症，高血圧などの危険因子が集積し，動脈硬化血栓性疾患の危険が高い病態である。これら危険因子の集積は単なる偶然ではなく，共通の発症基盤である内臓脂肪蓄積の下に存在している。

2005年の国民健康・栄養調査では，メタボリックシンドローム（内臓脂肪症候群）が強く疑われる者と予備群と考えられる者を併せた割合は，男性では30歳代で24.4％，40～74歳で50.5％，女性では30歳代で6.1％，40～74歳で19.8％となっている。即ち，男性の2人に1人，女性の5人に1人がメタボリックシンドロームが強く疑われる者または予備群と考えられる。この結果は，メタボリッ

表7-5 メタボリックシンドロームの診断基準

内臓脂肪（腹腔内脂肪）蓄積
ウエスト周囲径　　　　　　　　　男性≧85 cm 　　　　　　　　　　　　　　　　女性≧90 cm 　（内臓脂肪面積　男女とも≧100 cm² に相当）
上記に加え以下のうち2項目以上
高トリグリセライド血症　　≧150 mg/dL かつ／または 低 HDL-コレステロール血症　＜40 mg/dL 　　　　　　　　　　　　　　　　男女とも
収縮期血圧　≧130 mmHg かつ／または 拡張期血圧　≧85 mmHg
空腹時高血糖　≧110 mg/dL

※ CT スキャンなどで内臓脂肪量測定を行うことが望ましい。
※ ウエスト周囲径は立位，軽呼気時，臍レベルで測定する。脂肪蓄積が著明で臍が下方に偏位している場合は肋骨下縁と前上腸骨棘の中点の高さで測定する。
※ メタボリックシンドロームと診断された場合，糖負荷試験が薦められるが，診断に必須ではない。
※ 高トリグリセライド血症，低 HDL-コレステロール血症，高血圧，糖尿病に対する薬剤治療を受けている場合は，それぞれの項目に含める。
※ 糖尿病，高コレステロール血症の存在はメタボリックシンドロームの診断から除外されない。

（資料：メタボリックシンドローム診断基準検討委員会，2005）

クシンドロームが，男性において，より重要な問題であることを示している。ただし，国民健康・栄養調査では，多数の被験者の空腹時採血が困難であることから，血中脂質として HDL-コレステロールのみを測定し，空腹時血糖の代わりにヘモグロビン A_{1c} を測定している。したがって，学会の診断基準とは異なっており，必ずしも同じ群をみているとは限らないことに注意すべきである。

7．虚血性心疾患と脳血管障害

虚血性心疾患（冠動脈性心疾患）と脳血管障害は，脂質異常症，耐糖能障害・糖尿病，高血圧，高尿酸血症，メタボリックシンドロームなどによって加速度的に進行する動脈硬化を基盤として発症するものである。したがって，虚血性心疾患と脳血管障害の予防には，これら基盤となる病態の予防が肝要である。

人口動態統計の心疾患には，心筋梗塞や狭心症などの虚血性心疾患のみでなく，リウマチ性心疾患，心不全なども含まれる。弁膜症などのリウマチ性心疾患は減少しているが，狭心症や心筋梗塞

などの虚血性心疾患の割合は増加傾向にあり，虚血性心疾患による死亡は心疾患全体の約5割を占めている。虚血性心疾患の死亡率は我が国において特に低く，現在まで上昇傾向はみられないものの，生活の欧米化に伴い，将来の上昇が懸念されている。今後は1次予防，即ち，喫煙，脂質異常症，糖尿病，メタボリックシンドロームなどの危険因子に対する対策が特に重要である。

　脳血管疾患の年齢調整死亡率は1965年を頂点として，以後低下し続けている。脳血管疾患の病型には，脳出血，脳梗塞（脳血栓と脳塞栓），くも膜下出血があるが，特に脳出血の年齢調整死亡率低下が著明であり，1975年以降は，脳梗塞のほうが脳出血よりも多くなっている。脳梗塞は上昇から横ばいに転じ，1980年以後は緩やかに減少傾向にある。くも膜下出血による死亡は脳梗塞や脳出血に比べて低く，近年は横ばい傾向である。しかし，脳血管疾患の死亡率は低下しても，脳血管疾患の患者数は人口の高齢化と生存率の向上によって増加しており，寝たきりあるいは介護が必要になる最大の原因となっている。脳血管障害の最大の危険因子は高血圧である。くも膜下出血については，喫煙は大きな危険因子であるが，高血圧の関与は他の病型に比べて小さい。飲酒もくも膜下出血の危険因子としてあげられている。

　健康日本21では，循環器疾患の1次予防の観点から，生活習慣の改善および循環器疾患の早期発見について設定している。即ち，①食塩摂取量の減少，②カリウム摂取量の増加，③成人の肥満者の減少，④運動習慣者の増加，⑤高血圧の改善，⑥たばこ対策の充実，⑦高脂血症の減少，⑧糖尿病有病者の減少，⑨飲酒対策の充実をあげている。

8．悪性新生物

　悪性新生物は1981年以来，死亡原因の第1位である。悪性新生物の粗死亡率は一貫して上昇傾向にあるが，年齢調整死亡率でみると，男女ともに近年は緩やかに低下傾向を示している。死亡数を部位別にみると，男性では，肺，胃，肝，大腸の順，女性では，大腸，胃，肺，肝，乳房の順である。男性では1993年以来，肺がんが第1位を占めている。女性では，2003年に大腸がんが胃がんを抜いて第1位になった。

　年齢調整死亡率でみると，胃は男女とも一貫して低下傾向を示している。肺，大腸は上昇傾向が続いていたが，近年は頭打ち状態になっている。女性の乳房は増加しているのに対し，子宮は減少傾向から横ばいになっている。膵，胆嚢，およびその他の胆道悪性新生物は男女とも上昇傾向にあったが，最近では，膵は頭打ち状態，胆嚢，およびその他の胆道は減少傾向にある。肝は不定な変動がみられ，男性は上昇，女性は低下の傾向を示していたが，1995年に男女とも上昇した後，低下傾向を示している。

　欧米と比較して，我が国は男女とも胃がんの年齢調整死亡率が高く，肺がん，女性の乳がんは低いが，近年における我が国のがん死亡は欧米化する傾向にある。一般に生存率の高いがん（胃がん，大腸がん，子宮がん，乳がん，前立腺がん）は死亡率よりも発生率が高いが，生存率の低いがん（肺がん，肝臓がん，膵臓がん）は死亡率と発生率との差は小さい。

「健康日本21」では、がんの1次予防の推進を図る観点から、生活習慣、特に食生活の改善について設定している。即ち、①たばこ対策の充実、②食塩摂取の減少、③野菜の摂取量の増加、④1日の食事において、果物類を摂取している者の増加、⑤脂肪エネルギー比率の減少、⑥飲酒対策の充実をあげている。

がんの発生要因のうち、食事と喫煙は各3分の1を占め、残り3分の1は運動不足、職業、遺伝、感染症、アルコールなどに起因すると考えられており、食事はがんの予防のために極めて重要な因子である。次に、主要ながんについて、食生活（喫煙、飲酒を含む）を中心に、関連要因を考察する。

1）肺がん

肺がんによる死亡は、我が国において男女ともに増加している。肺がんの主要な危険要因は喫煙であり、喫煙本数が多いほど、また、喫煙開始年齢が早いほど肺がんに罹る可能性が高くなる。受動喫煙によっても肺がんの危険は高まる。喫煙以外の要因として、緑黄色野菜・果物の摂取が少ないこと、大気汚染なども関連している。

2）胃がん

我が国は世界有数の胃がん多発国であるが、年齢調整死亡率でみると、明らかな減少傾向にある。胃がんの予防要因として確実なものには、野菜（特に緑黄色野菜）・果物、ほぼ確実なものにはビタミンC、可能性があるものには緑茶、にんにく、全粒穀類、カロテノイドがあげられる。一方、危険要因として確実なものはピロリ菌（*Helicobacter pylori*）感染である（ただし、ピロリ菌の除菌が胃がんの予防に有効であるか否かの結論は出ていない）。ほぼ確実なものとして、高塩食品・食塩、喫煙、可能性があるものとして、でんぷん、焼肉・焼き魚があげられる。

3）大腸がん

大腸がんは急増してきた欧米型のがんの1つである。予防要因として確実なものは身体活動（結腸がんのみ）と野菜（果物を除く）である。可能性があるものとして食物繊維（非でんぷん性多糖類）、でんぷん、カロテノイドがあげられる。一方、危険要因としてほぼ確実なものは、赤身の肉とアルコールである。可能性があるものは、肥満（結腸がんのみ）、高身長、頻回の食事摂取、砂糖、総脂肪、飽和脂肪酸・動物性脂肪、加工肉、卵、高熱調理肉（焦げた肉）があげられる。

4）肝臓がん

我が国の肝臓がんの大部分はC型肝炎ウイルス（HCV）またはB型肝炎ウイルス（HBV）の感染を背景として発生し、肝炎ウイルスに感染していない人が肝臓がんになることはほとんどないと考えられる。しかし、これらのウイルス感染者は、多量飲酒、喫煙をやめることで肝臓がんに罹患する可能性を減らすことができると考えられる。

5）胆道（胆嚢および胆管）がん，膵臓がん

胆道（胆嚢および胆管）がんは，国際的にみても我が国に多いがんである。胆嚢がんは女性に多く，胆石との関連が疑われている。膵臓がんは喫煙との関連が明らかであり，また，家族歴のある人，糖尿病，慢性膵炎のある人に多い。一時指摘されたコーヒーとの関連は否定的である。胆道・膵臓がんに対する食物・栄養要因は不明な点が多いが，高脂肪食を避け，野菜・果物・食物繊維を十分に摂ることが予防的と考えられる。

6）食道がん

食道がんは男性に多く，食道がんの死亡率は男女ともに増加傾向にあるが，年齢調整死亡率は男性ではほぼ横ばい，女性では若干低下傾向を示す。年齢調整罹患率は男性では上昇しており，生存率の向上によって死亡率の上昇が抑制されている。

食道がんの危険要因では，喫煙と多量飲酒が最も重要である。熱い食物の摂取や胃食道逆流現象も危険要因となる。一方，食道がんの予防要因としては，緑黄色野菜・果物の摂取があげられる。

7）乳がん

わが国では，40歳代後半までは年齢とともに乳がんの罹患率は急激に上昇するが，50歳代以降は年齢による増加はみられない。一方，米国の白人や日系人では50歳代以降も増加がみられる。欧米に比べてわが国女性の乳がん罹患率が低いのは50歳代以降の罹患率の低さが主な理由となっているが，乳がん罹患率は確実に上昇している。乳がんの危険要因として，早い初潮年齢，遅い初産年齢，少ない出産数，遅い閉経年齢，乳がんの家族歴があげられる。食物・栄養に関連した予防要因としてほぼ確実なのは野菜・果物・運動であり，可能性があるものとして大豆イソフラボン，食物繊維，カロテノイドがあげられる。危険要因として確実なのは肥満（閉経後），ほぼ確実なのは飲酒である。また，可能性があるものとして総脂肪，飽和脂肪酸，肉があげられる。

8）子宮がん

子宮がんには，頸がんと体がんがある。頸がんの主な原因は，性行為で感染するヒトパピローマウイルス（ヒト乳頭腫ウイルス，HPV）であり，喫煙との関連が指摘されている以外は栄養・食物との関連は少ない。一方，体がんは欧米型のがんであり，肥満，高脂肪食等の欧米型生活様式との関連が指摘されている。

9）前立腺がん

わが国の前立腺がん発生率は欧米に比べて低いが，生活習慣の欧米化にともなって上昇している。前立腺がんの家族歴，肉類・動物性脂肪摂取量が多いことが前立腺がんの危険を高めると考えられ

る。大豆製品（フィトエストロゲン類），リコペン（トマト），ビタミンD・E，n-3系多価不飽和脂肪酸（魚油），カテキン類（緑茶），セレンなどが予防的に働く可能性がある。

10）膀胱がん，腎臓がん

膀胱がんの罹患率・死亡率は男女差が大きく，男性が女性に比べて約3倍である。また，70歳以上の高齢者に多く，高齢化にともなって増加している。危険要因としては喫煙が重要である。また，予防要因としては，緑黄色野菜・果物の摂取があげられる。

腎臓がんも男性に多いが，膀胱がんほどの著明な男女差はみられない。男女ともに罹患率・死亡率ともに増加している。欧米型の生活様式や肥満が関与していると考えられている。

9．認知症

1）アルツハイマー型

アルツハイマー型認知症の真の病因は明らかでないが，酸化ストレスや炎症の関与が指摘されている。アルツハイマー型に対する治療薬として，抗酸化物質であるビタミンEやイチョウ葉エキスが用いられるが，最近ではビタミンEの予防・治療効果については否定的である。一般的には，野菜（緑黄色野菜）・果物の十分な摂取，肉・動物性脂肪摂取の抑制，適度な定期的運動，禁煙が予防的に作用すると考えられる。

2）脳血管性

脳血管性認知症は，脳の動脈硬化を基盤として生ずるものであり，動脈硬化の予防が脳血管性認知症の予防につながると考えられる。脳動脈においては，特に高血圧の関与が重要である。

10．骨粗鬆症

人口の高齢化にともなって，骨・関節疾患はますます重要な課題となっている。骨粗鬆症は多くの疾患の基礎となる病態であり，その結果としての大腿骨頸部骨折，脊椎椎体骨折が日常生活動作（ADL）を損なうものとして重要である。

骨粗鬆症とは，骨量が減少し，かつ，骨組織の微細構造が変化し，そのため骨が脆くなり，骨折しやすくなった状態である。一般に原発性と続発性に分類されるが，大部分は原発性である。原発性はさらに，退行期骨粗鬆症（閉経後骨粗鬆症と老人性骨粗鬆症）と特発性骨粗鬆症（妊娠後骨粗鬆症など）に分けられる。骨密度・骨量は思春期から20歳頃までに最大値に達し，40歳頃までは維持されるが，その後は減少する。どの年齢層でも男性より女性のほうが低い。女性では，閉経後数年ないし10年の間に最も骨量減少が亢進する。

予防対策としては，生活習慣の改善と転倒防止が重要である。生活習慣の改善としては，骨粗鬆

症予防には十分なカルシウムとビタミンDの摂取が必要とされ，健康日本21では，カルシウムに富む食品の摂取量の増加を推進している。しかし，世界的にみると，カルシウムの摂取量と大腿骨骨折の発生率の間にはむしろ正の相関がある。適正体重の維持，禁煙，節酒，特に適度の運動習慣が骨量の保持に有用であると考えられている。運動習慣では，有酸素運動のみでなく，荷重運動が骨量維持に有用である。また，骨折の原因の大部分は転倒であるので，これを防止することが必要である。そのために，転倒防止のための環境整備（障壁の除去），運動能力，特に平衡感覚の維持強化等があげられる。

III 総合的食生活

　健康で十分に長い一生を送るには，個々の疾患に対する予防法のみでは不十分である。例えば，動脈硬化を予防できても，がんに罹ってしまっては意味がない。しかし，幸いなことに，これら生活習慣病の予防的な食生活には共通する部分が多いのである。

　世界がん研究財団・米国がん研究財団では，「がん予防のための食生活14か条」（禁煙を含めて15か条）（表7-6）を，我が国では，国立がんセンターが「がんを防ぐための12か条」（表7-7）を提案している。これらはがんの予防を目的としたものであるが，実はこれで他の生活習慣病の予防もほぼ網羅しているのである。すべての生活習慣病予防のための一般的な生活習慣の原則を整理すると，次のようにまとめられる。

① 腹八分目で，バランスのとれた食生活を。
　・野菜（特に緑黄色野菜），果物，繊維質を十分にとる。
　・肉，動物性脂肪は控えめに。魚・大豆を十分に。
　・塩辛いものは控える（食塩＜6g/日）。熱いものは冷ましてから。
　・かびの生えたもの，焦げた部分は食べない。
　・サプリメントに頼らない（やむを得ない場合のみ，一時的に総合ビタミン剤を補給することに特に害はない。特に脂溶性ビタミンの継続的補給は薦められない。その他のサプリメントの有用性は認められていない）。
② 定期的に運動をする（スポーツである必要はない。一般的には速歩と軽い筋肉トレーニングが最も薦められる）。
③ 直射日光に当たりすぎない。
④ 体を清潔に（入浴のことだけでなく，手洗い，うがい，マスク着用など，衛生全般を含む）。
⑤ 飲酒はほどほどに（飲む必要はない）。
⑥ 禁煙（まず第一にすべきこと！）

さらに，米国国立がん研究所では，「デザイナーフーズ・プログラム」(1990) として，がん予防効果が期待できる植物性食品を階層づけており（図7-3），食生活，特に野菜，果物等の植物性食品を選択する場合の参考にするとよいであろう。

ただし，これらの食生活上の注意は，現在健康で特別な疾患に罹っておらず，健康診断でも異常を指摘されていない人に対してのものであることに注意が必要である。すでに何らかの疾患に罹っている人や健康診断で異常のある人については，医師，管理栄養士をはじめとする専門家による個別の指導を必要とするのは言うまでもない。

表7-6　がん予防のための食生活14か条（禁煙を含めて15か条）

① 食事内容：野菜や果物，豆類，精製度の低いでんぷん質などの主食食品が豊富な食事をする。
② 体重：BMIを18.5～25に維持し，成人期の体重増加は5 kg未満。
③ 身体活動：1日1時間の速歩を行い，1週間に合計1時間は強度の強い運動を行う。
④ 野菜と果物：1日400～800gまたは5皿以上の（1皿は80g相当）の野菜類や果物類を食べる。
⑤ その他の植物性食品：1日に600～800gまたは7皿以上の穀類，豆類，芋類，バナナなどを食べる。
⑥ 飲酒：飲酒は勧められない。飲むなら1日男性は2杯（＝日本酒1合），女性1杯以下。
⑦ 肉類：赤身の肉を1日80g以下に抑える（赤身の肉とは，牛肉，羊肉，豚肉）。
⑧ 総脂肪量：動物性脂肪を控え，植物油を使用して総エネルギーの15～30％の範囲に抑える。
⑨ 塩分：塩分は1日6g以下。調味に香辛料やハーブを使用し，減塩の工夫をする（酢の使用もよい）。
⑩ かびの防止：常温で長時間放置したり，かびがはえた食物は食べないようにする。
⑪ 冷蔵庫での保存：腐敗しやすい食物の保存は，冷蔵庫で冷凍か冷却する。
⑫ 食品添加物と残留物：添加物，汚染物質，その他の残留物は，適切な規制下では特に心配は要らない。
⑬ 調理法：黒焦げの食物を避け，直火焼きの肉や魚，塩干燻製食品は控える。
⑭ 栄養補助食品：この勧告を守れば，あえてとる必要はなく，がん予防にも役立たない。

（資料：世界がん研究財団・米国がん研究財団ホームページ（http://www.wcrf.org/））

表7-7　がんを防ぐための12か条（国立がんセンター）

① バランスのとれた栄養をとる。
② 毎日，変化のある食生活を。
③ 食べすぎを避け，脂肪は控えめに。
④ お酒はほどほどに。
⑤ たばこは吸わないように。
⑥ 適量のビタミンと繊維質のものを多くとる。
⑦ 塩辛いものは少なめに，熱いものは冷ましてから。
⑧ 焦げた部分は避ける。
⑨ かびの生えたものに注意。
⑩ 日光に当たりすぎない。
⑪ 適度にスポーツをする。
⑫ 体を清潔に。

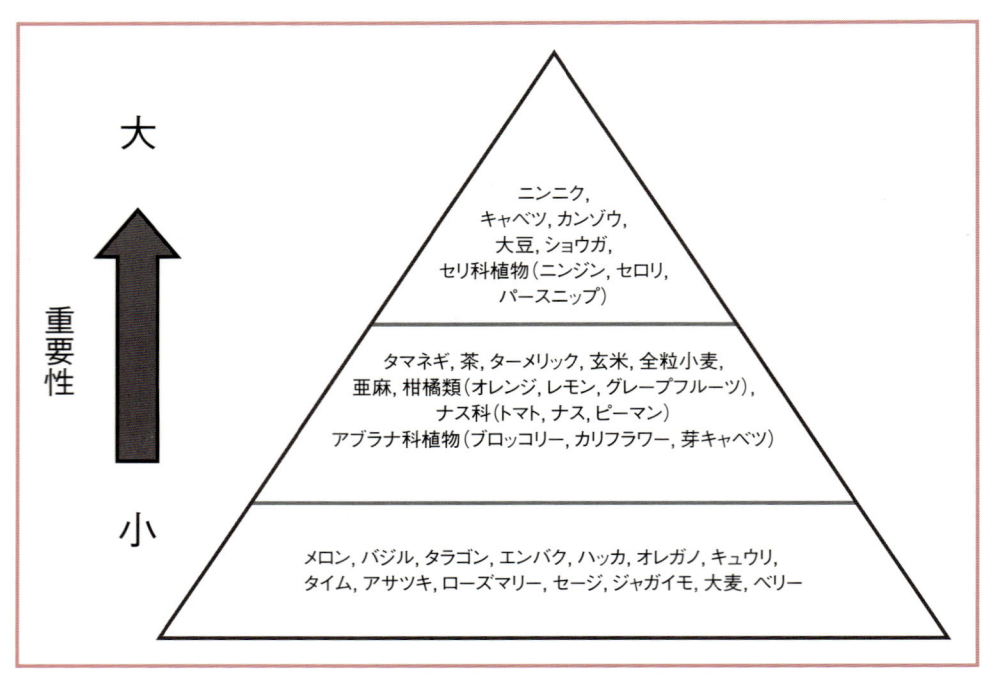

```
        ニンニク,
       キャベツ, カンゾウ,
      大豆, ショウガ,
     セリ科植物(ニンジン, セロリ,
         パースニップ)

    タマネギ, 茶, ターメリック, 玄米, 全粒小麦,
   亜麻, 柑橘類(オレンジ, レモン, グレープフルーツ),
    ナス科(トマト, ナス, ピーマン)
  アブラナ科植物(ブロッコリー, カリフラワー, 芽キャベツ)

 メロン, バジル, タラゴン, エンバク, ハッカ, オレガノ, キュウリ,
 タイム, アサツキ, ローズマリー, セージ, ジャガイモ, 大麦, ベリー
```

図7-3 がん予防の可能性のある食品と食品成分

<参考文献>

- 内藤通孝編：公衆衛生学入門 社会・環境と健康 第2版，昭和堂，2007
- 国民衛生の動向，厚生統計協会，2007
- 日本動脈硬化学会：動脈硬化性疾患予防ガイドライン 2007年版，日本動脈硬化学会
- 日本糖尿病学会編：糖尿病治療ガイド2006-2007，文光堂
- 日本高血圧学会高血圧治療ガイドライン作成委員会編：高血圧治療ガイドライン2004，ライフサイエンス
- 日本痛風・核酸代謝学会治療ガイドライン作成委員会：高尿酸血症・痛風の治療ガイドライン ダイジェスト版，2002
- 中村徹編：―実地診療医家のための―高尿酸血症・痛風の診療，メディカルレビュー社，2001
- メタボリックシンドローム診断基準検討委員会：メタボリックシンドロームの定義と診断基準，日本内科学会雑誌，2005；94：794-809
- 古野純典，中地敬編：がん予防の最前線 上 基礎知識から新戦略へ，昭和堂，2004
- 津金昌一郎：がんになる人ならない人 科学的根拠に基づくがん予防，講談社，2004
- 小林博：がんの予防 新版，岩波書店，1999
- 大澤俊彦・糸永美絵：デザイナーフーズ－「がんにならない」食べ物，泉書房，2001

第8章 運動と健康管理

I 運動の必要性

　近年，子どもから中高年までの健康に多くの問題が指摘され，生活習慣病対策が重要課題となっている。生活習慣病は成人期（大人）に限る疾病ではなく，児童・思春期（子ども）でもみられるようになった。

　現代の高度文明社会において，生活環境の変化による運動量の減少，食生活の偏りが，生活習慣病の増加，精神的ストレスの増大，青少年の体力の低下などの多くの問題を生じさせている。便利な自動化や機械化は，運動不足の誘因となり，体力の低下を招き，飽食の時代を経た栄養の過剰・アンバランスは，肥満の誘因となって生活習慣病へと連鎖している。このような現状は現代人の生活習慣の悪循環が招いた結果であり，今後は，日常生活の改善とバランスのよい食生活，運動習慣の定着が期待されるであろう。

　平成18年厚生労働省運動所要量・運動指針策定委員会において，生活習慣病を予防するための身体活動量・運動量および体力の基準を示した「健康づくりのための運動基準2006」（運動基準）が策定され，この運動基準に基づき，安全で有効な運動を広く国民に普及することを目的として，健康な成人を対象にした「健康づくりのための運動指針2006」（エクササイズガイド2006）が策定された。生活習慣病予防のため，継続して運動を実施すること，日常生活での身体活動量を増やすこと，食事や休養のあり方も含めた対策が重要であろう。

　生活習慣病対策に関する国民的関心が高まる中，今後の対策において「1に運動，2に食事，しっかり禁煙，最後にくすり」の標語の下，身体活動・運動施策について，より一層の推進が望まれている。

II 健康づくりのための運動基準2006 ～身体活動・運動・体力～

「健康づくりのための運動基準2006」は，生活習慣病予防と健康づくりを目的とし，1989（平成元）年策定の健康づくりのための運動所要量を見直し，現在の科学的知見に基づき作成された。身体活動量と運動量の基準値を設定し，生活習慣病を予防する観点から，健康づくりのための性・年代別の最大酸素摂取量の基準値および範囲（表8-1）を示したものである。

表8-1　健康づくりのための性・年代別の最大酸素摂取量の基準値および範囲

(ml/kg/分)

		20歳代	30歳代	40歳代	50歳代	60歳代
基準値（平均値）	男性	40	38	37	34	33
	女性	33	32	32	29	28
範囲	男性	33-47	31-45	30-45	26-45	25-41
	女性	27-38	27-36	26-33	26-32	26-30

III 健康づくりのための運動指針（エクササイズガイド2006）

「健康づくりのための運動指針」は運動基準に基づき，安全で有効な運動を広く国民に普及することを目的として策定された。エクササイズガイドは健康な成人を対象とし，現在の身体活動量や体力の評価と，それを踏まえた目標設定方法，個人の身体特性および状況に応じた運動内容の選択，それらを達成するための方法を具体的に示した内容となっている。

1．身体活動，運動，生活活動

この運動指針では身体活動，運動，生活活動を定義し，健康の維持・増進に必要な身体活動・運動量を以下にように示している。

1）身体活動

安静にしている状態より多くのエネルギーを消費するすべての動きのこと。
・基準値23メッツ・時／週
・現在の身体活動量に応じて，基準値を上回ることを目指す。

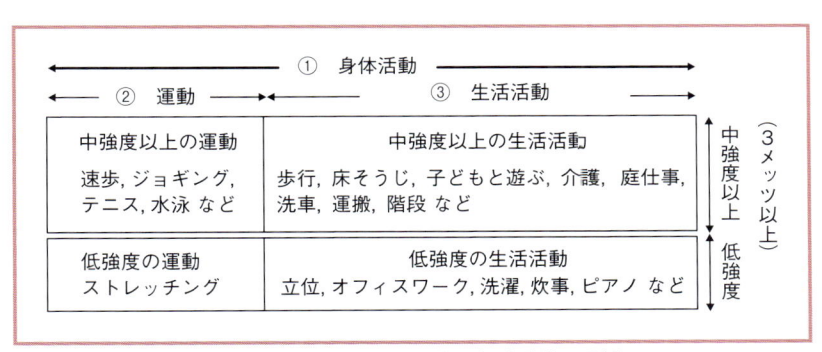

図8-1 身体活動・運動・生活活動の関係

- 23メッツ・時／週は，3メッツ以上の強度の身体活動で行うと1日当たり約60分に相当する。
- 身体活動を主体として健康づくりをする人（歩行中心の活動）であれば，毎日8,000～10,000歩の歩行を目安としている。この身体活動量は体重60kgの場合，週当たり約1,450kcalに相当する。
（簡易計算式）エネルギー消費量（kcal）＝1.05×23エクササイズ×体重（kg）
$$= 1.05 \times 23 \times 60 = 1,449 ≒ 1,450$$

2）運 動

身体活動のうち，体力の維持・向上を目的として計画的・意図的に実施するもの（表8-2）。
- 基準値4メッツ・時/週，その範囲2～10メッツ・時/週
- 運動を主体とする人では，ジョギングやテニスを毎週約35分間，速歩では60分を目安とする。

身体活動および運動は現在の運動量に応じて，基準値，あるいは基準値の範囲の値を上回ることを目指す。その結果，生活習慣病の発症リスクが低くなることが期待される。
- 運動習慣が全くない人：2メッツ・時/週を目指す。
- 運動量が基準値以下の人：基準値の4メッツ・時/週を目指す。
- 基準値よりも運動量が多い人：10メッツ・時/週を目指す。

3）生活活動

身体活動のうち，運動以外のものをいい，職業活動上のものも含む。日常生活における労働，家事，通勤・通学，趣味など（表8-3）の生活活動をさす。

2．健康づくりのための身体活動量の目標

健康づくり，生活習慣病の発症予防のために，週に23エクササイズ以上の活発な身体活動（運動・生活活動）を行い，そのうち4エクササイズ以上の活発な運動を行うことを目標とする。3メッツ未満の弱い身体活動は目標に含まず，身体活動量の基準値の計算に含む3メッツ以上の生活活動（表8-2）および運動（表8-3）の内容がそれぞれ示された。

表8-2　「3メッツ」以上の生活活動（身体活動量の基準値の計算に含むもの）

メッツ	活動内容	1エクササイズに相当する時間
3.0	普通歩行（平地，67m／分，幼い子ども・犬を連れて，買い物など）釣り，2.5（船で座って）～6.0（渓流フィッシング）），屋内の掃除，家財道具の片付け，大工仕事，梱包，ギター：ロック（立位），車の荷物の積み下ろし，階段を下りる，子どもの世話（立位）	20分
3.3	歩行（平地，81m／分，通勤時など），カーペット掃き，フロア掃き	18分
3.5	モップ，掃除機，箱詰め作業，軽い荷物運び　電気関係の仕事：配管工事	17分
3.8	やや速歩（平地，やや速めに＝94m／分），床磨き，風呂掃除	16分
4.0	速歩（平地，95～100m／分程度），自転車に乗る：16km／時未満，レジャー，通勤，娯楽，子どもと遊ぶ・動物の世話（徒歩／走る，中強度），高齢者や障害者の介護，屋根の雪下ろし，ドラム，車椅子を押す，子どもと遊ぶ（歩く／走る，中強度）	15分
4.5	苗木の植栽，庭の草むしり，耕作，農作業：家畜に餌を与える	13分
5.0	子どもと遊ぶ・動物の世話（歩く／走る，活発に），かなり速歩（平地，速く＝107m／分）	12分
5.5	芝刈り（電動芝刈り機を使って，歩きながら）	11分
6.0	家具，家財道具の移動・運搬，スコップで雪かきをする	10分
8.0	運搬（重い負荷），農作業：干し草をまとめる，納屋の掃除，鶏の世話，活発な活動，階段を上がるなど	8分
9.0	荷物を運ぶ：上の階に運ぶ	7分

表8-3　「3メッツ」以上の運動（運動量の基準値の計算に含むもの）

メッツ	活動内容	1エクササイズに相当する時間
3.0	自転車エルゴメーター：50ワット，とても軽い活動，ウェイトトレーニング（軽・中等度），ボーリング，フリスビー，バレーボール	20分
3.5	体操（家で，軽・中等度），ゴルフ（カートを使って，待ち時間を除く）	18分
3.8	やや速歩（平地，やや速めに＝94m／分）	16分
4.0	速歩（平地，95～100m／分程度），水中運動，水中で柔軟体操，卓球，太極拳，アクアビクス，水中体操	15分
4.5	バドミントン，ゴルフ（クラブを自分で運ぶ，待ち時間を除く）	13分
4.8	バレエ，モダン，ツイスト，ジャズ，タップ	13分
5.0	ソフトボールまたは野球，子どもの遊び（石蹴り，ドッジボール，遊戯具，ビー玉遊びなど），かなり速歩（平地，速く＝107m／分）	12分
5.5	自転車エルゴメーター：100ワット，軽い活動	11分
6.0	ウェイトトレーニング（高強度，パワーリフティング，ボディビル），美容体操，ジャズダンス，ジョギングと歩行の組み合わせ（ジョギングは10分以下），バスケットボール，スイミング：ゆっくりしたストローク	10分
6.5	エアロビクス	9分
7.0	ジョギング，サッカー，テニス，水泳：背泳，スケート，スキー	9分
7.5	山を登る：約1～2kgの荷物を背負って	8分
8.0	サイクリング（約20km／時），ランニング：134m／分，水泳：クロール，ゆっくり（約45m／分），軽度～中強度	8分
10.0	ランニング：161m／分，柔道，柔術，空手，キックボクシング，テコンドー，ラグビー，水泳：平泳ぎ	6分
11.0	水泳：バタフライ，水泳：クロール，速い（約70m／分），活発な活動	5分
15.0	ランニング：階段を上がる	4分

3．身体活動の強さと量

　身体活動の強さと量を表す単位として，身体活動の強さを「メッツ」，身体活動の量「メッツ・時間」を「エクササイズ」と呼ぶことになった。エクササイズガイドで用いる単位エクササイズ（Ex）は，身体活動の量を表す単位である。

①「メッツ」（強さの単位）：身体活動の強さを，安静時の何倍に相当するかで表す単位で，座って安静にしている状態が1メッツ，普通歩行が3メッツに相当する。

②「エクササイズ（Ex）」（＝メッツ・時）（量の単位）：身体活動の量を表す単位で，身体活動の強度（メッツ）に身体活動の実施時間（時）をかけたもの。

　（例）3メッツの身体活動を1時間行った場合：3メッツ×1時間＝3エクササイズ
　　　　6メッツの身体活動を30分行った場合：6メッツ×1/2時間＝3エクササイズ

　運動で消費するエネルギー量を表8-4に示す。体重別エネルギー消費量は，強度（メッツ）×体重（kg）×時間（h）×1.05の式から得られた値から安静時のエネルギー消費量を引いた値で，全て5 kcal単位で表示している。これは，体重の減少について，正味のエネルギー消費のみが有効であるという理由からである。

　（計算例）体重50kgの人が速歩10分行ったときの運動量とエネルギー消費量の求め方

　　　　　　運動量（Ex）＝メッツ×時間＝4.0×1/6＝0.66≒**0.7**

　　　　　　エネルギー消費量＝［歩行（メッツ）－安静時（メッツ）］×体重×時間×1.05
　　　　　　　　　　　　　　＝（4－1）×50×1/6×1.05＝25……**25kcal**

表8-4　運動で消費するエネルギー量

	速歩	水泳	自転車	ゴルフ	軽いジョギング	ランニング	テニス
強度（メッツ）	4.0	8.0	4.0	3.5	6.0	8.0	7.0
運動時間（分）	10	10	20	60	30	15	20
（時間）	1/6	1/6	1/3	1/1	1/2	1/4	1/3
運動量（Ex）	0.7	1.3	1.3	3.5	3.0	2.0	2.3
体重別エネルギー消費量							
50kg	25kcal	60kcal	55kal	130kcal	130kcal	90kcal	105kcal
60kg	30kcal	75kcal	65kcal	155kcal	155kcal	110kcal	125kcal
70kg	35kcal	85kcal	75kcal	185kcal	185kcal	130kcal	145kcal
80kg	40kcal	100kcal	85kcal	210kcal	210kcal	145kcal	170kcal

4．内臓脂肪を減らすための身体活動量の目標設定

　内臓脂肪を減少させるには，運動の増加と食事バランスガイドなどを参考にした食事の改善を行うことでメタボリックシンドロームのリスクの軽減が期待できる。内臓脂肪蓄積の判定には，腹囲

が指標となる。腹囲の1cmの減少は，約1kgの体重の減少に相当し，エネルギー消費量としては約7,000kcal減となる。

（計算例）1か月に腹囲1cm（体重1kg）の減少（減量）を目標にすると1日あたりに減らすエネルギーは（7,000kcal）÷30日＝233≒230（kcal/日）となる。

また，エクササイズガイドの無理なく内臓脂肪を減らすための計算記入シートは，図8-2に示した。

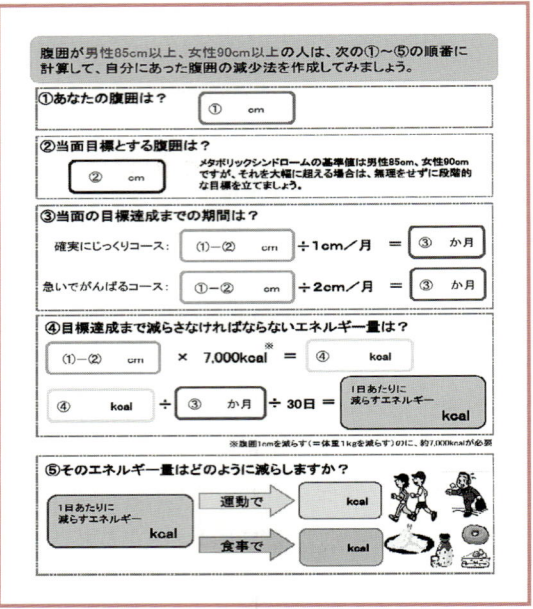

図8-2　無理なく内臓脂肪を減らすために
～運動と食事でバランスよく～
（厚生労働省エクササイズガイド）

5．腹囲の測定方法

腹囲の測定は，次の方法に準じて行う。
① 腹囲は立位で臍の高さで計測する。
② 両足をそろえ，両腕は身体の横に自然に下げ，腹に力が入らないようにする。
③ 呼吸は意識せず，普通にし，呼気（吐き出した）の終わりに目盛りを読み取る。
④ 巻尺が，背中や腰に水平に巻かれているかを確認する。
⑤ できるだけ食後2時間経過した後に測定する。
⑥ 正確な計測を行うためには下着をつけない。

Ⅳ　運動を始める前の知識

1．運動の目的

日常生活における運動は，体力の保持・増進，精神的ストレスの解消，メタボリックシンドロームの予防・改善，QOLの向上などを目的とし，安全かつ効果的に実施することである。厚生労働省

が実施する身体状況調査の問診の中で「運動習慣有り」と判断する項目は次の通りである。

①運動の実施頻度として週2日以上，②運動の持続時間として30分以上，③運動の継続時間として1年以上。これらの3項目が全て該当しなければならない。

2．メディカルチェックの目的

メディカルチェックとは医学的検査のことである。運動のためのメディカルチェックは運動によって重大な危険を招くことを防ぐために，前もって身体を調べることである。アメリカスポーツ医学会の運動処方の指針には，運動参加前のメディカルチェックの目的が4項目示されている。

① 医学的に運動が禁忌である者を識別し，除外すること。
② 年齢，症状あるいは保有する危険因子などから，疾患のリスクが高いと考えられ，運動開始前に医学的評価と運動負荷試験を受けるべき者を識別すること。
③ 臨床上，明らかな疾患を有し，医学的監視下の運動プログラムに参加すべき者を識別する。
④ その他，特別の配慮を要する者を識別する。

3．体力測定の目的

体力測定は自分の体力を判定することで弱点を把握し，課題発見に役立てることを目的としている。これまでの生活習慣の見直し，運動実践への動機づけとなる。また定期的な体力測定は，自己の体力の経時的変化を知る機会となる。文部科学省の新体力テストは筋力，瞬発力，敏捷性，平衡性，柔軟性，持久性の測定項目があり，このテストの目的は3つにまとめられている。

① 高齢化がますます進展する中で，高齢者が体力を保持・増進し，健康で生きがいのある豊かな日常生活を送るための基本となる体力の現状を自ら把握する。
② 体力の現状に基づいて自分に適した運動を適切に行う。
③ 体力の現状に応じたスポーツ振興策や健康増進策を講じるための基礎資料を得る。

4．心拍数を目安にして運動強度を決める方法

心拍数は脈拍で数える。例えば，左手の第2・第3・第4指の指先を揃えて，反対側の右手首の前内側に当て，動脈の拍動を触れて測定する。心拍数は10秒間の数を6倍して，1分間当たりの値とする。心拍数を目安にした運動強度の求め方としてはカルボーネン法が用いられ，最大心拍数推定値と安静時心拍数，運動強度より目標心拍数が算出できる。

（計算例）安静時心拍数が1分間に65拍の30歳の人の60％運動強度の目標心拍数を求める。最高心拍数は220−年齢を用いる。

目標心拍数＝（最高心拍数−安静時心拍数）×％強度＋安静時心拍数
　　　　　＝［(220−30)−65］×60/100＋65＝140（拍）

V 健康づくりのための運動

健康づくり特に体力づくりには①持久力，②柔軟性・巧緻性および③筋力の３要素の保持・強化が必要であり，これらのバランスは目的によって異なる。

１．主運動と補助運動

　主運動とは目的に合わせて重点的に行う運動であり，持久力を高める運動である。例えば生活習慣病予防・改善，肥満の減量などを目的とする場合は持久力を高める有酸素運動は主運動である。
　補助運動とは柔軟性・巧緻性の向上，筋力の保持・増進を図る運動である。けがの予防のための準備運動，筋疲労の回復のための整理運動・ストレッチング，日常動作の筋力の向上，スポーツ能力の向上など筋力トレーニングは補助運動となる。

２．準備運動と整理運動

　身体活動や運動による障害や痛みは，頻繁に活発に使われる部位に起こりやすい。そこでストレッチングなどの準備運動や整理運動は，実施する運動の種類に合わせて行うとよい。

１）ストレッチング・準備運動（ウォーミングアップ）

　ストレッチングは筋肉を伸展させることであり，強度が低く，動きも少ないので安全な運動である。柔軟性を高める効果もあり，次のことに注意しながら行うようにする。
　準備運動は主運動が安全かつ有効に行える状態にする運動で，弱い強度の運動から始め，運動強度を段階的に上げていく運動である。この運動をすることにより，筋肉や関節の動きが円滑になり，筋肉への血流も増え，筋組織の温度が上昇し，エネルギー代謝が高まる。準備運動としてはストレッチングや軽い体操を５〜10分程度行う。

・ポイント
① 　ストレッチング時間は１回の動作で20〜30秒程度とする。
② 　反動や勢いをつけないで，痛いと感じない程度にゆっくり伸ばす。
③ 　伸ばす部位を理解し意識する，伸びている感覚を意識することで，ストレッチ効果が高まる。
④ 　呼吸を止めないよう，ゆっくり自然に呼吸しながら行う。
⑤ 　各動作は２〜３回ずつ繰り返す。

・ストレッチング部位のいろいろ
　頸部，肩，背，胸腹部，体側，腰，脚，腕

2）整理運動（クーリングダウン）

　整理運動は運動により高まった機能を徐々に安静時の状態にもどすための運動で，運動強度を段階的に下げていく運動である。整理運動としては歩行，ストレッチング，体操，マッサージなどを10～15分程度行う。準備運動・整理運動（例）を図8-3に示した。

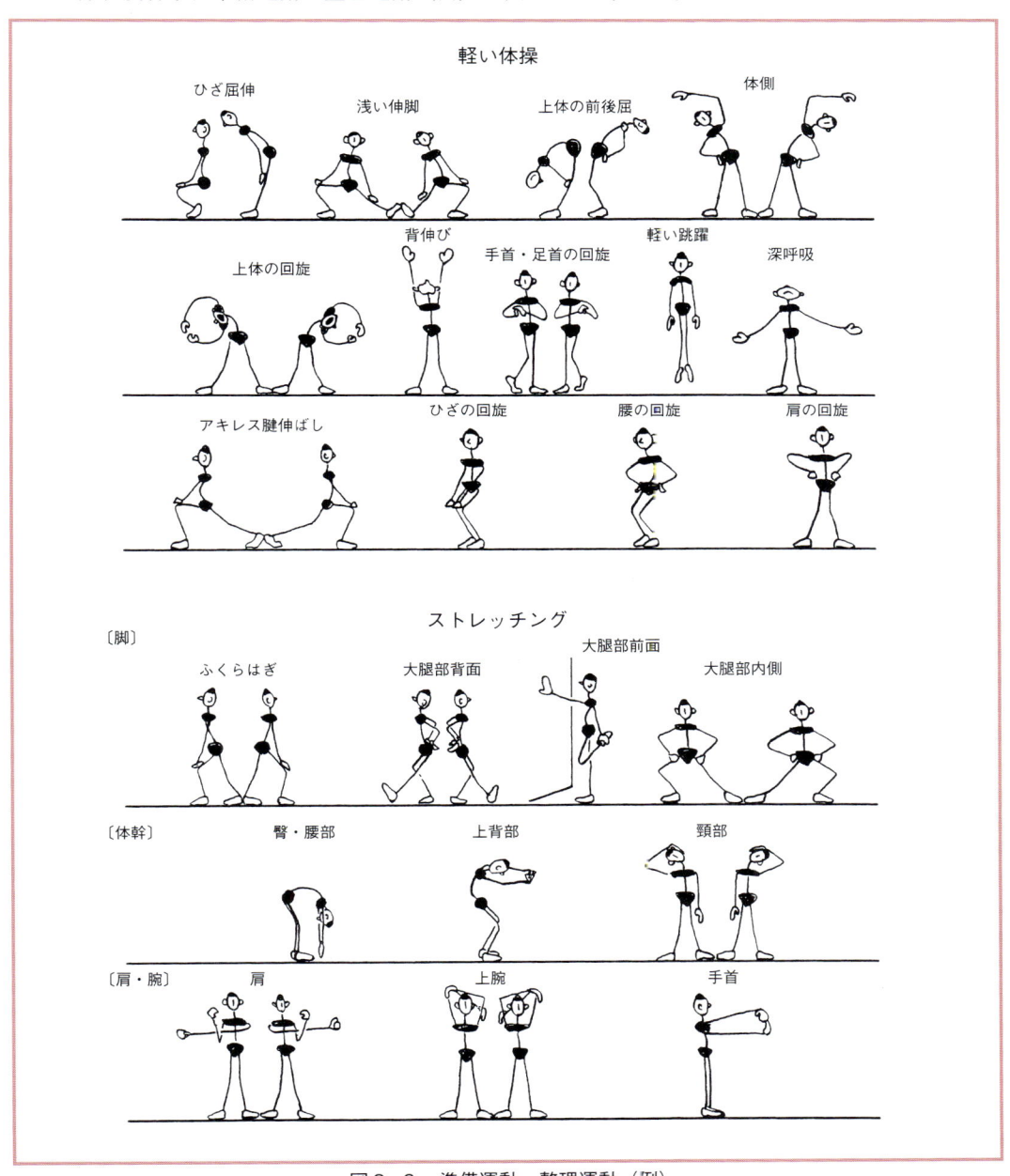

図8-3　準備運動・整理運動（例）

Ⅵ 運動の効果

　エアロビック・エクササイズにはさまざまな効果が期待されている。ウォーキングは歩行運動で比較的軽度な運動量であり，長時間続けられる有酸素運動である。有酸素運動の効果は脂肪の燃焼，生活習慣病の予防，精神的ストレスの改善などの心理的効果も期待される。なお運動時間が長くなるときには，運動の途中で適度の水分補給に心がける必要がある。

・ウォーキングの特長
　ウォーキングはエクササイズ・ウォークとも称され，主な特長は次の通りである。
① 日常生活に手軽に取り入れられる運動である。
② 歩行スピードやフォームを変化させることで，効果的な全身運動となる。
③ 身体への負荷が低く，安全度も非常に高い。
④ 運動強度をコントロールできる。
⑤ 道具を必要としない。

・ウォーキングのフォームと歩き方（一般例）
① 背筋を伸ばす。
② あごを引く。
③ 肘は90度に曲げる。
④ 膝は伸ばす。
⑤ 肩の力は抜く。
⑥ つま先で地面を蹴り，踵で着地するように歩く。
⑦ 歩幅は身長×0.45程度で歩く。
⑧ 上肢を大きく振って少し速めに歩く。

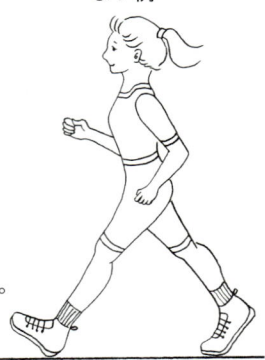

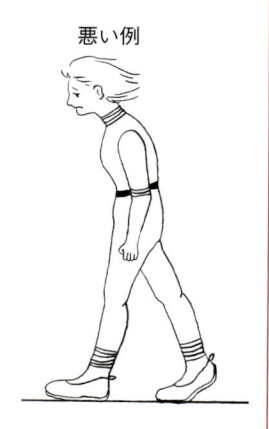

よい例　　　悪い例

Ⅶ 家族で楽しむ歩数マップづくりと健康管理

　健康づくりは個人で取り組む場合と，集団で取り組む場合とがある。ここでは家族集団の健康づくりを図る上で，身近にある地域環境を活用し，歩行運動を通じて健康増進に努め，歩数計を装着して歩数をチェックし，歩数マップを作成する。地図を作成することは，自らの行動に気づき，自己の改善点を見出し，健康管理を推進する第一歩となる。健康づくりのための歩数マップづくり（例）と計算例を図8−4に示した。

実践編　ウォーキングを楽しみながらの健康づくり！
自宅周辺を歩き，家族みんなで健康づくりのための歩数マップを作ろう。

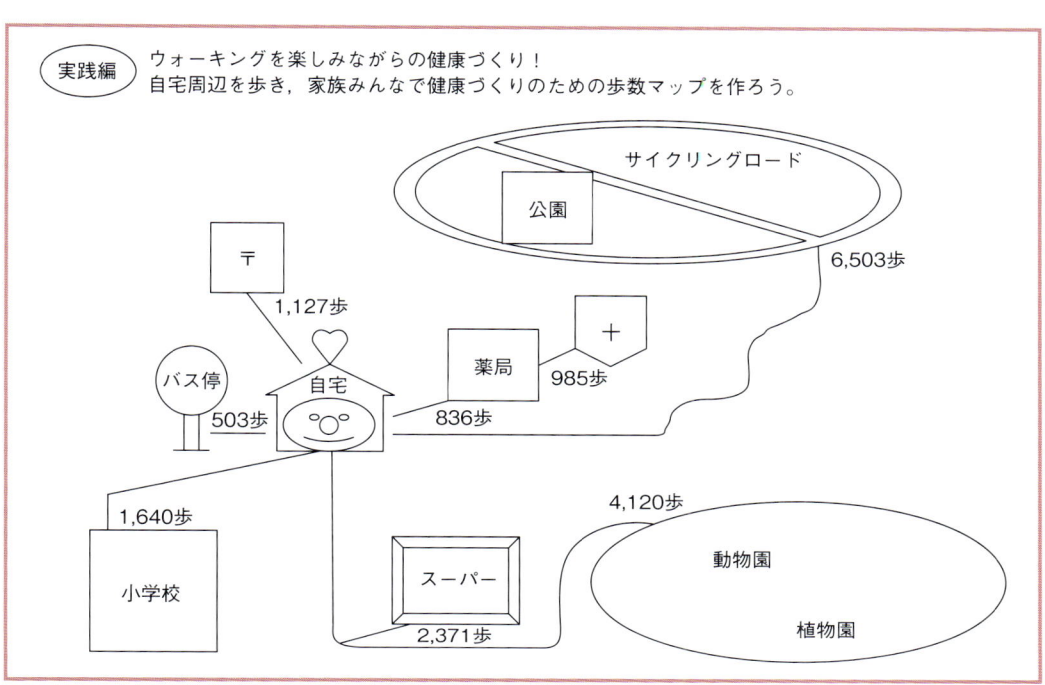

出発点	到達点	歩数	時間 分（hour）	強度 運動−安静時 （Mets）	体重 （kg）	運動量 （Ex）	エネルギー 消費量* （kcal）
自宅	バス停	503	5分（5/60）	4−1	50	0.2	13
自宅	薬局入口	836	8分（8/60）	4−1	50	0.4	21
自宅	病院入口	985	10分（10/60）	4−1	50	0.5	26
自宅	郵便局入口	1,127	11分（11/60）	4−1	50	0.5	29
自宅	小学校正門	1,640	17分（17/60）	4−1	50	0.8	45
自宅	スーパー入口	2,371	24分（24/60）	4−1	50	1.2	63
自宅	動物園正門	4,120	42分（42/60）	4−1	50	2.1	110
自宅	公園入口	6,503	67分（67/60）	4−1	50	3.4	176
一万歩コース（6.2km）		8,397	84分（84/60）	4−1	50	4.1	221

＊エネルギー消費量＝強度〔運動（メッツ）−安静時（メッツ）〕×体重×時間×1.05
（計算例）　体重50kgの人が速歩4メッツで，自宅から小学校の正門まで歩いた時のエネルギー消費量を求める。
　　　　　（4−1）×50×17/60×1.05＝44.6≒45kcal

図8−4　健康づくりのための歩数マップづくり（例）

<参考文献>

1) 運動所要量・運動基準の策定委員会：健康づくりのための運動基準2006　～身体活動・運動・体力～，2006
　　http://www.mhlw.go.jp/bunya/konko/undou01/pdf/data.pdf
2) 運動所要量・運動基準の策定委員会：健康づくりのための運動指針2006　～生活習慣病予防のために～
　　＜エクササイズガイド2006＞，2006　http://www.mhlw.go.jp/bunya/konko/undou02/pdf/data.pdf
3) 文部科学省：新体力テスト，2006
4) アメリカスポーツ医学会：運動処方の指針，2001
5) 石川兵衞：生活習慣病の予防　健康づくりへのアプローチ，文光堂，2002

第9章 食事管理における調理の重要性

I 何をどれだけ食べるか

1．リズムにのった食事の重要性

　食生活の乱れが問題となって久しい。子どもの食生活は「食事は1日に3回」が一般的に定着してはいるが，夜型生活になりやすく，生活リズムが大きく変化している。朝食の欠食が多く，何をどのくらい食べるかという以前に，「どう食べるか」が社会的な関心事ともなっている。そのために「早寝早起き朝ごはん」などの標語で，1日の生活リズムを整えるための食事をすることが推奨されている。小学生の中には「食事が準備されていない」という理由での欠食も多い。朝食は特に家庭内の調理機能が低下していると提供されにくく，調理担当者の自覚や準備能力が反映されやすい。

　朝食を摂ることは脳のエネルギー源となるグルコースの材料の補給となり，午前中の脳の活動がスムーズになる。さらに，体温を上げる，便秘解消，欠食するよりも太りにくい体質にする，全体の食事量が増えることで栄養バランスが改善する効果も期待できる。家族の生活時間がそろわない場合でも，朝食は他の食事よりもそろって食事をする機会になりやすい。

　「いつ」食べるかによっては食事による身体への効果が変化することもあり，適切な食事時間と内容，食事量など，全体としてとらえることがQOLの向上にとって重要である。

2．食事内容の目安

　食事内容の目安の基本となるのは，含まれている栄養素や構成成分であるが，栄養の専門家でない場合には，実際の献立を考える際，食品や料理を基準とすることが実用的である。どの目安も栄養素の摂取を基にして，具体的な食品の重量や料理の皿数に置き換えて表しているものであるが，

体格や体質，遺伝型，運動量，年齢，性別によって，目標とすべき値が異なることが重視されつつある。

1）栄養素からみた目安

　日本人の食事摂取基準に，日本人に必要な栄養素の量が示されている。日常の食事内容について，摂取した食品や調味料に含まれている栄養素の量を，食品成分表に基づいてチェックして基準と比べる。食べた食材や調味料の概量をインプットすれば栄養素をはじめとする成分値を瞬時に一覧できる栄養計算ソフトも市販されている。しかし，日常の生活においては，栄養素量からは，具体的にどんな食品をどのくらい食べたら食事摂取基準を満たしているかはわかりにくく，食材量や料理での目安のほうが簡易である。糖尿病や腎臓病など，栄養素量を厳密にコントロールする必要がある場合には成分量によるチェックは不可欠である。

2）食品からみた目安

　実際の食事を選択したり，献立で食品を使用したりする際の目安としては，食品の形で提示する方法がわかりやすい。日本ではよく似た働きをする栄養素を含む食品をグループ分けにした食品群別にとらえる方法として，3色食品群，4つの食品群，6つの基礎食品が代表的である。

(1) 3色食品群

　小学校課程では，表9-1のように，主に赤，緑，黄の3色に食品を分類して指導している。昭和27年広島県庁の岡田正美氏が提唱し，栄養改善普及会の近藤とし子氏が普及に努めた。最近，食育活動が活発になり，この3色の分類を基にして，さらに量的な目安を指導する方法も普及している。例えば手は体格全体の発育のものさしになることから，3色の食品群について適量の目安を「手ばかり」によって理解するといった食事内容のチェック方法も普及しはじめている。

(2) 4つの食品群（4群点数法）

　女子栄養大学の香川綾氏の提唱した方法で，第1～4群に食品を分類し（表9-2），さらに，食品のカロリー数を1点80kcalの点数表示で表し，量的な目安を明確にした。成人女子で1日20点（1,600kcal）の基本パターンなど，特にカロリー面でのチェックがわかりやすい。4つの食品群別に年齢，性別，生活活動強度ごとの摂取量の目安も提案されている。

(3) 6つの基礎食品群

　食品を表9-3のように第1群から6群までの6つに分類している。量的な目安としては，1回の食事に使用する各食材の量を決めて，ポイント数で表す方法がある。

　食事摂取基準に対応した食品群別摂取目標量（食品構成）は，4つの食品群によるものや吉田克士氏の案に示されているが，年齢，性別，生活活動指数，遺伝型，健康状態などの個人的要因を重視するため，公的な食品構成は現在のところ提示されていない。

表9-1 3色食品群

	赤群	緑群	黄群
食品	魚・肉・豆類・乳・卵	緑黄色野菜・淡色野菜・海藻・きのこ	穀物・芋類・油脂・砂糖
働き	血や肉を作る	からだの調子をよくする	力や体温となる
栄養素	たんぱく質・脂質・Ca・V.B	カロテン・V.C・Ca・Fe	炭水化物・V.A・V.B_1・V.D

表9-2 4つの食品群

	第1群	第2群	第3群	第4群
食品	乳・乳製品・卵	魚介・肉・豆・豆製品	緑黄色野菜・淡色野菜・きのこ類・芋類・果物	穀類・砂糖・油脂・調味料・嗜好品
働き	栄養を完全にする	肉や血を作る	からだの調子をよくする	力や体温となる
栄養素	たんぱく質・脂質・V.A・V.B_1・V.B_2・Ca	たんぱく質・脂質・Ca・V.A・V.B_2	V.A・カロテン・V.C・ミネラル・食物繊維	糖質・脂質・たんぱく質

表9-3 6つの食品群

	1群	2群	3群	4群	5群	6群
食品	魚・肉・卵・大豆	牛乳・乳製品・小魚類・海藻	緑黄色野菜	淡色野菜・果物	米・パン・麺・芋・砂糖	油脂
働き	血や肉を作る・エネルギー源となる	骨や歯を作る・体の各機能を調節	皮膚や粘膜を保護・体の各機能を調節	体の各機能を調節	エネルギーとなる・体の各機能を調節	エネルギー源となる
栄養素	たんぱく質・脂質・V.B_2	ミネラル(Ca)・たんぱく質・V.B_2・I	カロテン・V.C・ミネラル	V.C・ミネラル	炭水化物・V.B_1	脂肪・V.D

(4) その他

弁当箱を1食と考えて、野菜・果物が2/8、肉・魚が1/8、穀物が5/8が理想的という考え方があり、この割合は、人間の歯が切歯2本、犬歯1本、臼歯5本の8種類で構成されていることに由来する。

また、ダイエットデザインハウスによる食事のデザインの方法がある。1枚100kcal分として三角形のカードを用い、例えば1日1,600kcalの場合、主食8枚(ごはん、パン、麺、ポテトなど)、主菜4枚(豆腐、卵、魚、肉)、副菜4枚(野菜・味噌汁、果実、牛乳、油)の比率を決め、朝・昼・夕食の配分も主食、主菜、副菜ごとに決めてカードの分の食品を使って献立を考えていく。

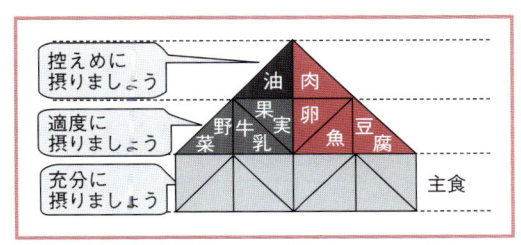

図9-1 ダイエットデザインハウスの例

3）料理からみた摂取の目安（皿数摂取法）

1日に摂りたい食事の量を，料理の皿数で「魚1（皿），豆1（皿），卵1（皿），牛乳2杯に野菜は4皿，ご飯はしっかり，おやつは果物」と覚えやすい言葉で表現する方法もある。この方法では，野菜4皿には，緑黄色野菜100gを1皿，淡色野菜200gを2皿，いも100gを1皿を含む。健康日本21等では現在，野菜摂取の目安量として緑黄色野菜120g，淡色野菜230gを摂ることを推奨している。料理における平均的な野菜の量は1皿約70gと考え，1日に緑黄色野菜2皿，淡色野菜3皿の計5皿に，果物2皿（200g）を加えて7皿とすると目安値との整合性が出てくる。

3．世界のフードガイド

世界各国で，固有の文化や食品を強調しながら国民の健康状態や課題にあわせたフードガイドが工夫されている。日本では料理数で表しているが，多くの国は食品群の目安量で示されている。

アメリカのフードガイドピラミッドは，「米国人のための食事指針」（1982年）を実践するための具体策として1992年に開発された。食事指針自体は5年ごとに見直され，現在は2005年の第6版が最新で，米国農務省HPに「マイピラミッド」（図9-2）として掲載されている。年齢，性別，運動時間などのデータを入力することによって，個人にあった食事のガイドとしてどのような食品群のものをどのくらい摂取すべきかがわかるようになっている。最新版では「階段を上る人」のイラストを入れて運動の大切さを表している。食品群は穀物，野菜，果物，乳製品，肉・豆の5グループで，脂質と砂糖と塩の摂りすぎを注意している。油脂としては魚油や植物油の摂取を推奨している。

その他，外国のフードガイドの食品グループを表9-4に示した。

いずれのガイドも，食品の内容については比較的イメージが似かよっているが，それぞれの食文化や国民の状態に合わせて，摂取量を含めた内容や独特のデザインが工夫されている。

アメリカのフードガイドピラミッド　　　中国の仏塔型フードガイド

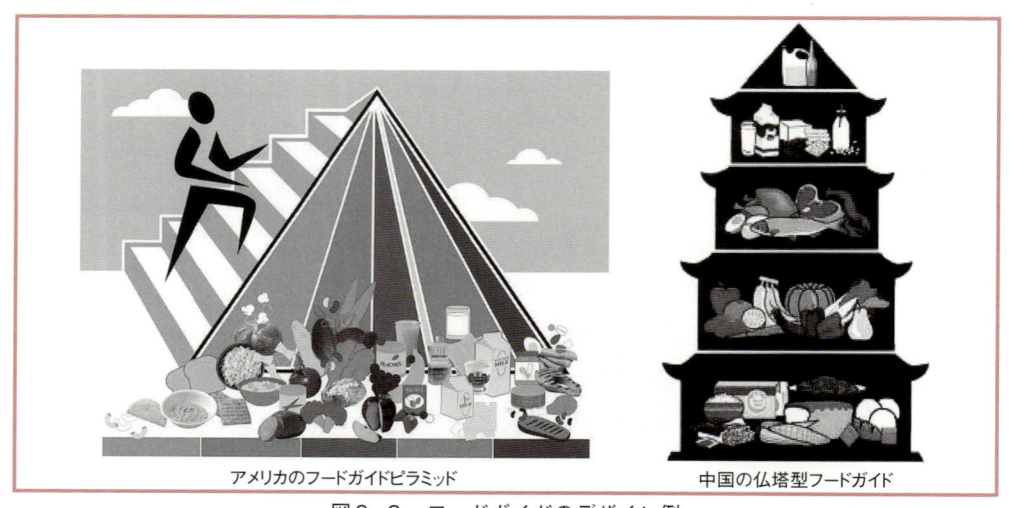

図9-2　フードガイドのデザイン例

表9-4　その他外国のフードガイド

国名	デザインの特徴	食品グループ	国名	デザインの特徴	食品グループ
カナダ	虹のデザイン	穀物製品/野菜・果物/牛乳・乳製品/肉・卵・魚・大豆類	中国	仏塔の形の階層	油脂類/牛乳・乳製品・大豆・大豆製品/肉・魚・卵/野菜・果物/穀物
オーストラリア	海をバックにした皿の形	パン・シリアル・米・パスタ・麺類/野菜・豆/果物/牛乳・乳製品/肉・魚・鶏肉・卵・大豆加えて水と菓子・嗜好品	韓国	伝統的な建物の形の食品構成塔	穀類・澱粉/野菜類・果物類/肉・魚・卵・豆類/牛乳・乳製品/油脂・堅果・糖類

　各国のフードガイドがいずれも食品の形での提示が多い中、日本の食事バランスガイドはより実際的な提示方法として、料理で示されている。

4. 食生活指針と食事バランスガイド

1）日本の食生活指針

　アメリカでは、深刻な肥満問題の改善に向けた取り組みが進められている。日本でも昨今の医療費の増大から、国をあげて健康増進対策がとられている。その1つとして食生活指針が2000（平成12）年に改定された。教育、産業、健康といった観点から、社会問題として捉え、文部科学省、農林水産省、厚生労働省が三省合同で討議し、内閣府として提示したものである（表9-5）。
　この指針は食べるということを大事にということで、「食事を楽しみましょう」という項目から始まり、食文化の伝承、地産地消、自給率改善策にもつながる内容を盛り込んでいる。高齢者、妊婦、子どものための指針は別途作成されている。

2）食事バランスガイド

　2000年に提示された食生活指針では、具体的な食事内容については詳しく示されていなかった。そこで食事内容について料理の選択や食事構成の目安とするために、食事バランスガイドが考案された。栄養素や食品の目安量よりも、実際に提供される「料理」で献立構成を考えることができるよう分類されており、一般の人にわかりやすく、実用的な内容となっている。
　デザインは、日本の伝統的な玩具である「独楽（こま）」をモデルにしている（図9-3）。
　主食、主菜、副菜、牛乳、果物という分類で、料理のサービング数（「SV」あるいは1つ2つの「つ」）で考える方法である。量的に多く摂りたいものから順に上から示されている。また、「コマの上で走っている人」は、食事のみならず、適正な運動の必要性を示している。コマの軸には生き物に欠かせない水分、ひもの部分にお菓子やお酒、嗜好品など楽しみの部分があらわされている。図の料理を全て摂取した場合に約2,200kcalとなる。それぞれの区分の考え方は表9-6の通りである。

都道府県によっては，料理例を郷土料理におきかえてホームページなどで掲載しているところもあり，より身近に「食べている料理そのもの」で1日の目安をとらえようとしている。

表9-5　食生活指針

食事を楽しみましょう。
　・心とからだにおいしい食事を，味わって食べましょう。
　・毎日の食事で，健康寿命をのばしましょう。
　・家族の団らんや人との交流を大切に，また，食事づくりに参加しましょう。
1日の食事のリズムから，健やかな生活リズムを。
　・朝食で，いきいきした1日を始めましょう。
　・夜食や間食はとりすぎないようにしましょう。
　・飲酒はほどほどにしましょう。
主食，主菜，副菜を基本に，食事のバランスを。
　・多様な食品を組み合わせましょう。
　・調理方法が偏らないようにしましょう。
　・手作りと外食や加工食品・調理食品を上手に組み合わせましょう。
ごはんなどの穀類をしっかりと。
　・穀類を毎食とって，糖質からのエネルギー摂取を適正に保ちましょう。
　・日本の気候・風土に適している米などの穀類を利用しましょう。
野菜・果物，牛乳・乳製品，豆類，魚なども組み合わせて。
　・たっぷり野菜と毎日の果物で，ビタミン，ミネラル，食物繊維をとりましょう。
　・牛乳・乳製品，緑黄色野菜，豆類，小魚などで，カルシウムを十分にとりましょう。
食塩や脂肪は控えめに。
　・塩辛い食品を控えめに，食塩は1日10ｇ未満にしましょう。
　・脂肪のとりすぎをやめ，動物，植物，魚由来の脂肪をバランスよくとりましょう。
　・栄養成分表示を見て，食品や外食を選ぶ習慣を身につけましょう。
適正体重を知り，日々の活動に見合った食事量を。
　・太ってきたかなと感じたら，体重を量りましょう。
　・普段から意識して身体を動かすようにしましょう。
　・美しさは健康から。無理な減量はやめましょう。
　・しっかりかんで，ゆっくり食べましょう。
食文化や地域の産物を活かし，ときには新しい料理も。
　・地域の産物や旬の素材を使うとともに，行事食を取り入れながら，自然の恵みや四季の変化を楽しみましょう。
　・食文化を大切にして，日々の食生活に活かしましょう。
　・食材に関する知識や料理技術を身につけましょう。
　・ときには新しい料理を作ってみましょう。
調理や保存を上手にして無駄や廃棄を少なく。
　・買いすぎ，作りすぎに注意して，食べ残しのない適量を心がけましょう。
　・賞味期限や消費期限を考えて利用しましょう。
　・定期的に冷蔵庫の中身や家庭内の食材を点検し，献立を工夫して食べましょう。
自分の食生活を見直してみましょう。
　・自分の健康目標をつくり，食生活を点検する習慣を持ちましょう。
　・家族や仲間と，食生活を考えたり，話し合ったりしてみましょう。
　・学校や家庭で食生活の正しい理解や望ましい習慣を身につけましょう。
　・子どものころから，食生活を大切にしましょう。

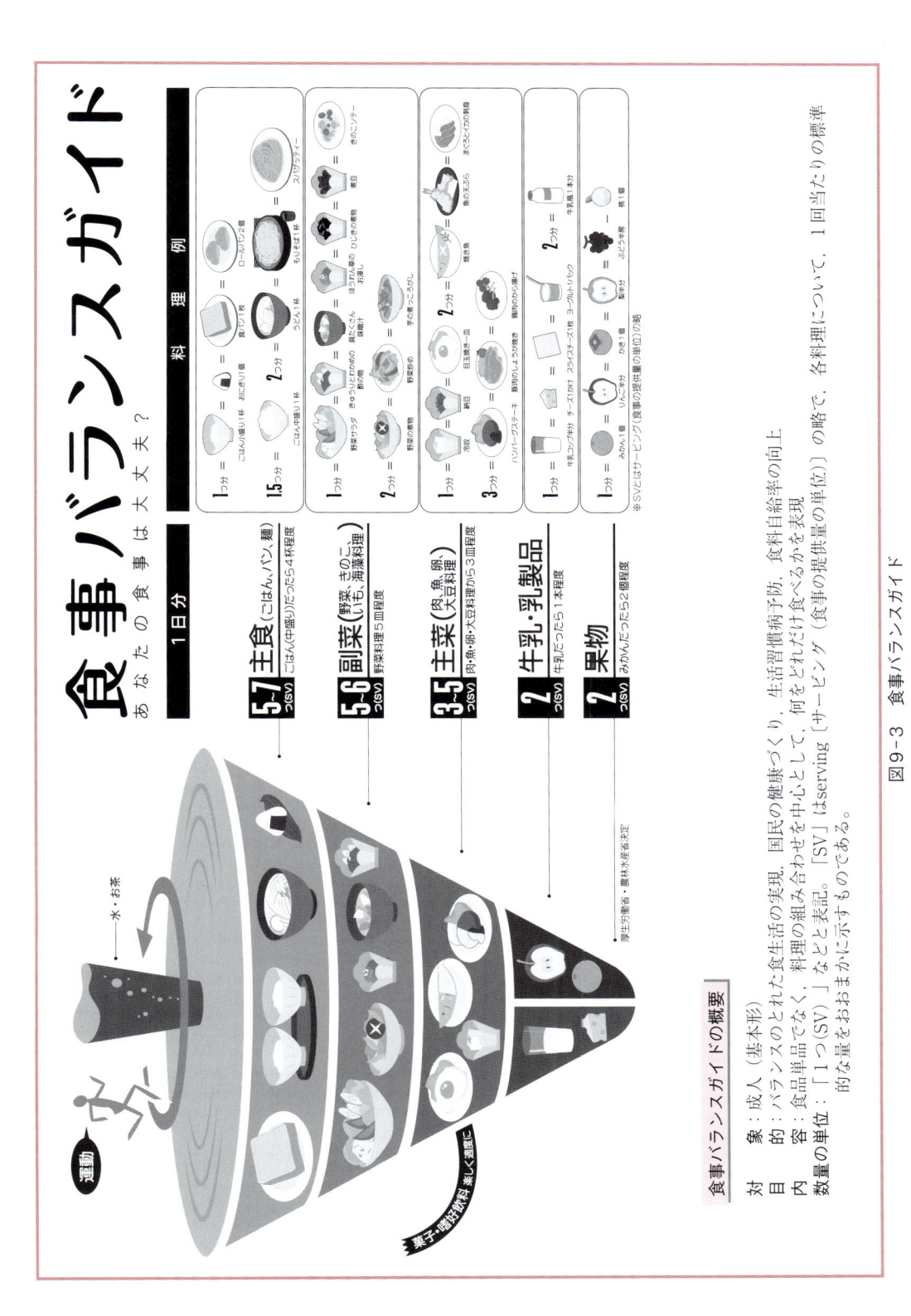

食事バランスガイドの概要

対　象：成人（基本形）
目　的：バランスのとれた食生活の実現，国民の健康づくり，生活習慣病予防，食料自給率の向上
内　容：食品単品でなく，料理の組み合わせを中心として，何をどれだけ食べるかを表現
数量の単位：「1つ（SV）」などと表記。「SV」はserving（サービング（食事の提供量の単位））の略で，各料理について，1回当たりの標準的な量をおおまかに示すものである。

図9-3　食事バランスガイド

表9-6 食事バランスガイドの区分とその特徴

区分	料理やその特徴	1SV（つ）の基準量
主食	ご飯，パン，麺・パスタなどの料理 炭水化物の供給源。	炭水化物が約40g
副菜	野菜，芋，豆類（大豆を除く），きのこ，海藻などを主材料とする料理。 ビタミン類，ミネラル，食物繊維の供給源 主菜の倍を目安に充分な摂取を心がける	重量が約70g
主菜	肉，魚，卵，大豆および大豆製品などを主材料とする料理 たんぱく質の供給源。多くなりやすいので注意	たんぱく質が約6g
牛乳・乳製品	乳，ヨーグルト，チーズなど，カルシウムの供給源	カルシウムが約100mg
果物	果実や果実的野菜。ビタミンCやカリウムの供給源	重量が約100g
菓子・嗜好飲料	ケーキや和菓子，スナック菓子などのお菓子類やお酒など。とり過ぎには注意 1日200kcalまでを目安（日本酒コップ1杯，ビール500ml位）。菓子パン等の分類もこの区分	

3）活用方法

① 第一に自分自身の1日の適量を確認する（図9-4）。

② 実際の食事内容を料理名で記録する（表9-7）。

③ 食事バランスガイドのサービング数をチェックする。朝，昼，夜，間食について主食，主菜，副菜，牛乳・乳製品，果物ごとにサービング数を書き入れる（図9-3）。バランスを確認しやすくするためには，コマの絵でチェックしてもよい。複合的料理，例えばカレーライスでは，ご飯は主食200g，野菜は副菜140g，肉は主菜60g位で，各2つ，2つ，1つと数える。

④ 合計で不足しているもの，多すぎるものをチェックして，翌日の料理選択をする。あるいは，朝食内容をチェックした場合には，昼食・夕食でどれだけのものを食べると1日の適正量になるかをチェックして食事内容を選択する。

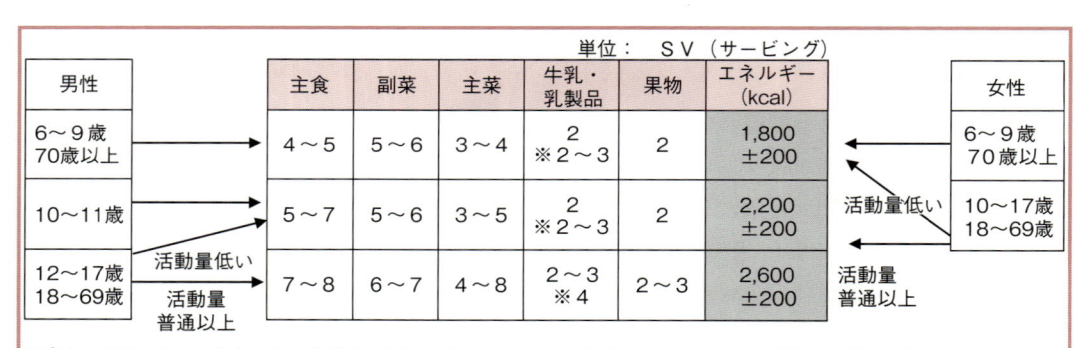

単位：SV（サービング）

男性		主食	副菜	主菜	牛乳・乳製品	果物	エネルギー(kcal)		女性
6～9歳 70歳以上	→	4～5	5～6	3～4	2 ※2～3	2	1,800 ±200	←	6～9歳 70歳以上
10～11歳	→	5～7	5～6	3～5	2 ※2～3	2	2,200 ±200	← 活動量低い	10～17歳 18～69歳
12～17歳 18～69歳	活動量低い 活動量 普通以上	7～8	6～7	4～8	2～3 ※4	2～3	2,600 ±200	活動量 普通以上	

※成人でBMI25以上の場合には，体重変化を見ながらエネルギーの量を1ランク(200kcal)下げるなどの必要もある。
※子ども向けの目安には，成長期に必要なカルシウムを十分に摂取するため，1日に2～3SV，また，エネルギーの必要量が多い場合，4SV程度までを目安とするとよい。
※活動量の目安　　低　い：1日中ほとんど座っている
　　　　　　　　　ふつう：座り仕事中心だが，歩行・軽いスポーツなどを1日5時間程度行う
　　　　　　　　　高　い：強い運動や労働を行っている人は，調整が必要

図9-4　1日分の適量を確認しよう

表9-7　食事バランスのチェック表（記入用）

		主食	副菜	主菜	牛乳・乳製品	果物	エネルギー(kcal)	嗜好品
①	あなたの1日分の適量の目安(SV)							200kcal 位
②食事内容のメモ	朝食						③SV数をチェック←	食べたものと量を把握
	昼食							
	夕食							
	間食							
④	合計（SV）							実際に食べたSV数と目安のSV数の違いをチェックして多すぎるもの，少ないものを確認
	①-④を計算してみる							

　近年，お菓子類の消費が多く，若年層ではお菓子の食べすぎにより本来の食事がおろそかにされる傾向がある。ガイドでは嗜好品などについては1日に200kcal程度を目安としている。

II 調理・共食の重要性

　我々は食物を食べ空腹を満たすことによって，生理面とともに精神面の満足感を得ている。栄養素を摂取するだけでなく，おいしさや，家族や友人と一緒に食べる喜びを味わうという意味も存在する。

1．おいしさの要素

　食べ物をおいしいと感じるには，まず，「おいしい」食べ物が存在しなければならない。このおいしさに影響を及ぼす因子としては図9-5のようなものがあげられる。実際に調理する場合にはこれらの条件を意識的に整えていく必要があり，味や匂い，テクスチャーといった食べ物の状態がもちろん食べる人にとって「おいしく」できていることが望ましい。料理自体のできばえは，当然食べる意欲にも反映し，家族の食事を管理する人の料理技術や料理の準備能力が大きな意味を持っている。現在のように外食や中食でまかなえる機会が多いと，家族がバラバラに食事を済ませてしまうことが多くなってしまうが，家庭の食事が「おいしい」と食卓への求心力が発揮されやすい。しかし一方で，家庭料理の「おいしさ」は完璧な料理技術や味の完成度とはまた異なる面も持っている。

　おいしさ（あるいはしっかり食べるかどうか）には主観的な要素が大きく影響する。例えば，アメリ

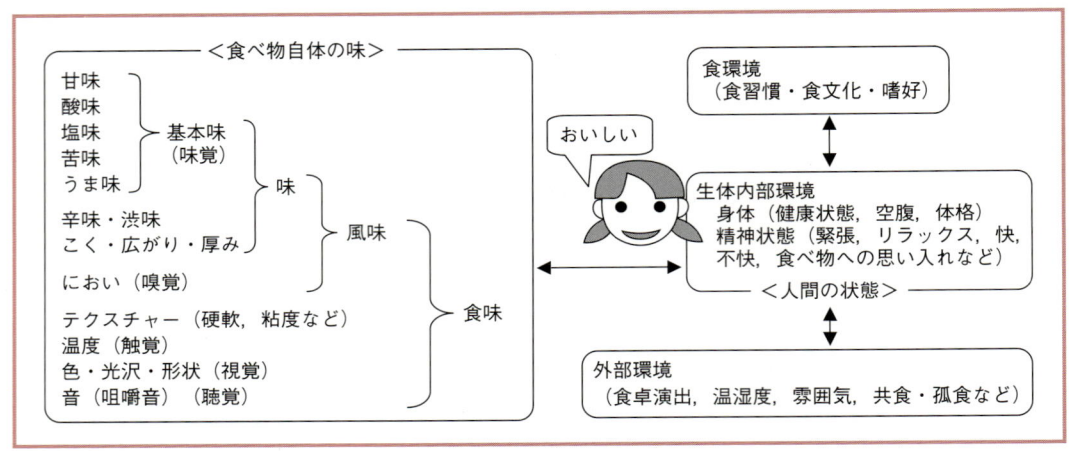

```
<食べ物自体の味>
甘味
酸味
塩味      基本味
苦味     （味覚）
うま味                    味
辛味・渋味
こく・広がり・厚み              風味
におい（嗅覚）
                                食味
テクスチャー（硬軟，粘度など）
温度（触覚）
色・光沢・形状（視覚）
音（咀嚼音）（聴覚）

食環境
（食習慣・食文化・嗜好）

おいしい

生体内部環境
身体（健康状態，空腹，体格）
精神状態（緊張，リラックス，快，
不快，食べ物への思い入れなど）
<人間の状態>

外部環境
（食卓演出，温湿度，雰囲気，共食・孤食など）
```

図9-5　おいしさを形成する要素

カの軍隊での実験で，同じ材料を用いてレシピ通りに作った場合（ある程度無難なでき上がりとなっている）と，自由に材料を使って食事を作った場合（でき上がりはあまり料理としてはよくない）で，残食量は圧倒的に後者のほうが少ない，という例がある。このように，単にでき上がりの状態だけでなく「食べ慣れたもの，自分たちの思い入れ」をはじめとする心理的，慣習的な要素の影響が大きい。

全国で展開されている食育活動の1つとして，兵庫県神戸市の六甲アイランドで実施されている「こども野菜クラブ」がある。ここでは，NPO農業法人や料理研究家をはじめとするサポーターがお世話をし，産直の無農薬野菜を使った親子料理教室や，農業体験を実施している。

子どもたち自身が料理のプロセスや，野菜の収穫のプロセスにかかわっているということから，しっかり食べるケースが多い。プロセスにかかわるのみならず，食材に関するエピソード的な体験があるとまた，その食材に対する捉え方が変わってくる。子どもたちは青臭さのある野菜は敬遠しがちであるが，例えばよもぎだんごを作る際に，くすんだ緑色がお湯の中に入れたとたんに鮮やかな緑色に変化するのを目の当たりにして感動すると，よもぎは大好物に変化した。

2．調理担当者が子どもたちの食行動を変える（野菜摂取を中心に）

調理上手な調理担当者のもとでは，いつも失敗がなくおいしい食事を提供されることから，食卓では「快」というイメージが構築されやすく，当然家族も食事に期待して食卓へ自然と集合してくる。しかし，完璧な味の面からの「快」のイメージ構築のみならず，前項目の例のように，準備へのかかわり，食材へのかかわり，共食者とのかかわりや雰囲気が「おいしい，快い」と定着させる場合もある。

子どもの場合，嗜好が固定しておらず，大人よりも食べ方や嗜好の変化は大きい。嗜好は，食べ物自体の味をどう判断するかに左右される。食べ物は本来外部から体内に入ってくるもので，安全かどうかを味覚が門番としてチェックすると考えると，体を守るためにあまり経験のない食べ物の

場合は，警戒しやすいと考えられる。逆に常に食べているものであれば安心感から「好意的な」条件と感じやすい。食べなれたものはおいしく感じやすく，家庭で食べなれた味が存在することは意義深いことである。素朴な郷土料理をおいしいと感じることも同じような側面がある。

　また，好き嫌いをなくしたり，野菜摂取を増やしたりすることができるのも，調理担当者のかかわりが大きい。例えば，子どもたちの嫌いな食品として，ピーマンが必ずといっていいほどあがってくる。他にもねぎ，なすなど野菜の名前が多くあげられやすい。小学生・中学生・高校生を対象としたアンケートでも，嫌いな野菜の第1位は，やはりピーマンであった。しかし，嫌いだったが食べられるようになった野菜もピーマン，なす，トマトの順に多い。嫌いな野菜を食べさせたいと考える母親が，子どもの大好きなハンバーグににんじんやピーマンを刻んで一緒に食べさせるということが多いように，やはり，嫌いな野菜を食べられるようになった理由の多くが「調理方法」の違いである（図9-6）。逆に食べず嫌いだったという割合も多く，調理担当者の方針として嫌いなものを出さないでおくと食べず嫌いはなくならない。また，図では「その他」の中に含まれていて読み取れないが，素材に対するエピソードや，自宅での栽培体験，良質の素材との出会いなどがきっかけになって食べられるようになったという例も無視できない。

　少々の好き嫌いがあっても，他の野菜で摂取できれば重篤な欠陥とはならないが，さまざまなものを受け入れるという観点からレパートリーは広い方が好ましい。では，実際の野菜摂取（1日の摂取種類数）にはどういう要因が影響するのか，前述のアンケートで家庭のしつけによる行動規範として「出されたものはきちんと食べる」子どもでは野菜摂取数が多いという結果がある（図9-7）。さらに摂取数と関連する要因を選び出してみると，家族に教えてもらって調理することが多い場合とそうでない場合で明らかに野菜摂取数が違っている（図9-8）。調理担当者が子どもたちを巻き込んで調理する頻度の高い場合や，必然的ではあるが嫌いな野菜が出てきてもできるだけ食べるというしつけがなされていると，明らかに野菜摂取が多くなっていることから，調理担当者や家族の意識が子どもたちの食事内容を大きく変えていると考えられる。

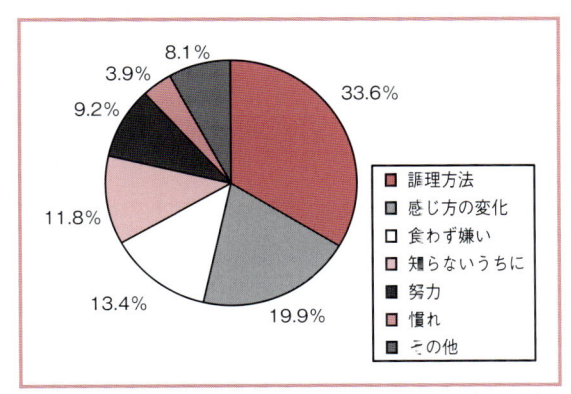

図9-6　嫌いだった野菜を食べるようになった理由（サンプル数357）

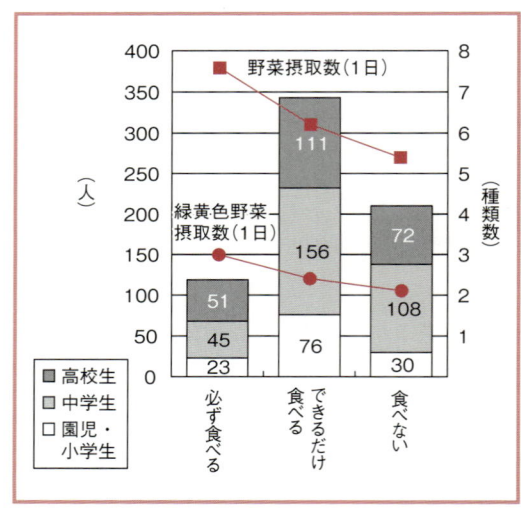

図9-7　嫌いな野菜が料理に出てきたら？ 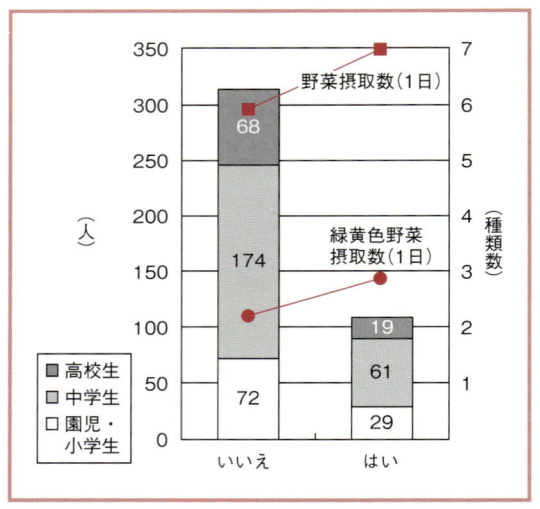　　　図9-8　家族に教えてもらって調理することが多い？

3. 食事の雰囲気が食意識や嗜好を変える

　「こども野菜クラブ」の親子料理教室では，子どもたちと一緒に調理して会食する。祖父・祖母世代のサポーターたちも多く，子どもたちを肯定する感覚で接する。子どもたちは伸びやかに，しかし家族とも先生とも違ったメンバーに少し甘えを抑制している面も見受けられる。子どもたちの変化を実証データとして提示するのは大変難しいが，青梗菜（ちんげんさい）を全く食べなかった子どもが，親子料理教室で自分が作って食べてから家でも大好物になった，という例がある。また，自宅では食べ残しも多いが，料理教室で一緒に食事をしながらお友達が「おいしいね」を連発しながら食べていると他の子どもたちも完食するなど変化がみられる。さらに，自分たちの思い入れのある料理によって「食べる」から「味わう」という行為に変わっていきやすい。

　保護者のアンケートでは，「こども野菜クラブ」に1年間参加して野菜や料理の話を聞いたり，料理をすることで，「子どもたちの料理への関心が増した」，「食事の手伝いをしてくれるようになった」，「野菜をよく食べるようになった」，「食事内容への関心が増した」などの変化が認められた。

4. 調理担当者の食意識と子どもたちの食事内容

　新しい料理レシピを会得して提供したときに，家族の人たちの表情が輝くのを経験したことはないだろうか。調理担当者が毎日の食事を面倒に思って消極的に提供している場合と，そうでない場合などの家庭内環境により，野菜の嗜好・摂取状況も影響を受ける。

　園児・小学生・中学生・高校生のアンケート調査で，例えば，「嫌いな野菜が食事に出てきたら？（回答：必ず食べる・できるだけ食べる・食べない）」という問いと「調理担当者はお料理が好きだと思いますか？（回答：大好きと思う・好きだと思う・どちらともいえない・嫌いだと思う）」という問いに関して，

「必ず食べる」と「大好きだと思う」，「できるだけ食べる」と「好きだと思う」，「どちらともいえない・嫌いだと思う」と「食べない」という回答が対応していた。食事のしつけも直接的に関与すると考えられるが，調理担当者の気持ちが食べる者に影響しているという点も大きいと思われる。

家庭料理においては家族の体調によって献立や味つけを調整でき，さらに提供する者の気分や，食卓での雰囲気，食卓での会話などによって食欲をコントロールできる可能性が高い。

5．調理をすると大脳前頭野が活性化

家族の食卓の求心力や，食事内容における課題への解決策としての調理の意義だけでなく，最近では，調理するという行為自体の効果が注目されている。

老人ホームで認知症のリハビリに調理や化粧が効果的であるといわれているが，脳科学の発達で，調理中の大脳前頭野の活性状態が確認できるようになってきた。大脳の前頭前野は，意思や理解，記憶，言語などの処理，さらにはコミュニケーションや想像力，情操，抑制力，段取り力などの処理という人間性に直結する働きが多いが，継続的な料理教室に3か月通った男性では前頭前野機能検査FAB得点，思考力機能検査トポロジー得点，総合的作業力検査Digit-symbol得点が有意に上がるなど，前頭前野が活性化することが実証されている。料理をすることは，手先と五感を活用して大脳を刺激する。子どもの頃から野外へ出て自然の中で遊ぶ機会が少なくなっている現代では，料理の過程が，自宅で手先や五感を訓練する絶好の機会となる。

6．ま と め

いつでもどこでも，少しお腹がすいたらすぐに何かが食べられるという日本の現状では，「料理にかける時間が短くなっている」「料理技術の伝達継承がなされていない」など，料理離れが懸念されている。素材や調理過程の体験は異物や異味への感覚も磨いてくれる。食卓の求心力を取り戻すための調理と同時に，フードセーフティ，フードディフェンス（食品防御：人為的・事故的に食品に毒物などが混入することへの対応）という観点からも，調理教育の必要性を認識すべきである。また，日常よく食べる料理でも調理方法を知らないために，簡単な料理さえ作るのが億劫で，加工食品に頼る傾向の人たちも多く見受けられる。家庭での料理体験のみならず，学校教育における調理実習時間も減少傾向が強く，改めて，生活の基本能力としての料理を社会全体で見直す必要がある。

身体を養うための食事作り，調理作業による大脳の活性化，「自分で作れた」という達成感，「自分たちで作るとおいしい，安全」という楽しみや安心感など，調理の意義は大きい。家族に限らず，一緒に調理や食事をすることは，「こ」食の解決だけでなく，料理や食材にはじまるさまざまな知識や考え方の交換の場となり，コミュニケーション力を磨く教育の機会ともなる。調理や共食の重要性を改めて見直してみよう。

＜参考文献＞

1）甲州市役所健康増進課編：塩山式手ばかり　食育推進マニュアル，2006
2）女子栄養大学出版部：栄養と料理（月刊）
3）香川芳子：家庭料理技能検定テキスト，女子栄養大学出版部，2008，p.72
4）2006五訂増補版　食品標準成分表，社団法人全国調理師要請施設協会2006，p.22
5）真弓定夫：自然にかえる子育て，芽ばえ社，2007
6）山下光雄他編：100kcal/100g 日本食品成分表，建帛社，2005，p.15
7）畑江敬子，香西みどり編：調理学，東京化学同人，2003
8）米国農務省ホームページ，http://www.mypyramid.gov/
9）厚生労働省ホームページ，http://www-bm.mhlw.go.jp/shingi/2004/12/dl/S1224-12r.pdf
10）（財）食生活情報サービスセンターホームページ，http://www.j-balanceguide.com（食事バランスガイド）
11）河野友美：調理科学，化学同人，1978，p.15
12）原知子：こどもは野菜がほんとうに嫌いか？，学校給食2006年5月，全国学校給食協会，p.26
13）食文化活動，農山漁村文化協会，2005，9，p.12
14）川島隆太 et.al. http://osakagas.co.jp/html/ryori_no/index.html
15）厚生労働省：日本人の食事摂取基準（2005年版）

第10章　楽しい食卓の演出―食と豊かな心―

　文部科学省では食育について,「ひとことで言えば食に関する教育ですが,単に望ましい食習慣のための知識を身につけるだけでなく,食卓での一家団らんを通じて社会性を育んだり,わが国の食文化を理解したりすることも含む幅広い教育です」と表現している。そこで,食育推進における楽しい食卓の演出に関する留意項目について考える。

I　6つの「こ食」の食事の食べ方

　望ましい食行動を身につけるには,食環境を整え,正しい食生活の必要性を理解させる教育が重要である。現代の食生活行動において「6つの"こ食"」という言葉がある。

①孤食：1人で食べる。日常的に家族がバラバラに食事をする状況が浮かび上がってくる。孤食の原因は主に家族の生活時間のずれからきている。最近では,朝食も夕食も家族の揃わない食事状況が増加している現状にあり,社会的に問題となっている。

②子食：子どもだけで食べる。これは幼児期・学童期は情緒の発達,精神の安定の面からばかりでなく,食事マナーや食文化の伝承の面からも問題である。

③個食：家族が家庭で一緒に食事をしても,それぞれの食事内容が違う。個食を容易にしているのは加工食品や調理済み食品の普及で,家族の個食化を企業が支えているという状況にある。個食は個人レベルでみれば,自立した食行動で,個々の好みに応じた食事ができることから個人の満足度は高まり,料理や食物の創造性や多様性などの豊かさにもつながることもある。しかし,一人で気ままに食べる「孤食」につながりやすい。個人の嗜好だけに偏らず,適正な食知識と豊富な食経験が重要である。

④戸食：家庭でなく,レストランなどの家庭外で食べることをいう。外食は楽しみでもあり,気分転換にもなる。しかし,頻度が高いと栄養バランスが悪くなったり,塩分摂取量が多

　　　　くなったりする。
⑤小食：女性におけるダイエット嗜好や食品のミニ化をいう。必要以上のダイエットは栄養バランスを崩したり，低栄養状態に陥ったりすることがある。
⑥粉食：パンやスパゲッティなどの小麦粉製品が主食となる。小麦粉製品が主食の場合は，米飯の場合と比較して脂質の摂取量が増加しやすい。また，粉食は粒食より消化吸収が早いので，食後の血糖値上昇が早い傾向がある。

　これらの背景には，そうならざるを得ない社会状況と家庭が抱えている問題が隠されている。

II　家族揃って食べる食事の利点

1．食事の栄養バランスおよび栄養価を充足させる

　食事の担当者は，家族のそれぞれの欲求を満たすための努力をする。その結果，食卓はバラエティーに富み，栄養バランスがよくなる。また，いろいろな料理を学ぶことができる。

2．家族の人間関係づくりである

　食事は，一緒に食べながらコミュニケーションを図るというだけでなく，食事の準備，後片付け，食後の団らんへと続く行動が一連となり，その中で家族の役割や協力の仕方を学んでいくものである。近年，ファミリーレストランなどで家庭団らんを楽しむ家族もあるが，外食では食事の準備，後片付けの過程が欠如しており，家族の役割や協力の仕方を学べない。

3．食事のマナーおよび規律づくりである

　マナーは人間関係を円滑にする手段としてのルールで，社会の秩序を維持するシステムであり，伝統と近代化の間に新しいマナーが生まれている。子どもにとって食事時のマナーや会話の仕方などを学習することは，学校や集団社会における人間関係の基盤として重要である。

4．食事を大切に思う心の育成である

　家族揃って食事をすることにより，心身の健康のために軽視できない大切なものであるという認識を，子どもの時代から育てることができる。子どもの人格形成上，必要な基本は信頼関係や家族の役割への認識などを取得していくことにある。この認識が食事をする際の共食の大切さを育み，楽しい食事・食卓を演出することにもなる。

Ⅲ 心と食事の関連の疾病

　人間は「心」という精神世界（感情など）を持ち，音楽・絵画，スポーツ，演劇，読書などの精神世界を享受しているが，この精神世界のトラブルは，人間の体にまで障害を与える場合もありうる。
　ここでは，若い女性の心身症の代表的な「摂食障害」について述べる。
　摂食障害は大きく分けて①神経性食欲不振症（拒食症）と，②神経性大食症（過食症）の２つがある。
①　神経性食欲不振症（拒食症）：異常なまでのやせ願望と肥満嫌悪があり，痩せるために極端なダイエットを行う。症状としては，一般に，体重が30kg前後に著しく痩せて無月経となり，産毛が密生し，便秘，浮腫，低体温，低血圧の症状が現れ，心臓拍動が遅くなったりする。大半は経過中に限界を越えて食欲を抑制しきれなくなり，突然過食に陥ってしまう。
②　神経性大食症（過食症）：単なるイライラやストレスで，短時間内に大量の食べ物をむちゃ食いする。何を食べても満腹感が得られず，ただひたすら食べ続け，食べ終わるとすぐに，自分の食欲をコントロールできなかったことに自責の念や無力感を感じる。やせ願望があるため指を口に突き込み嘔吐したり下剤を乱用したりしてやせていることが多いといわれている。
　拒食症と過食症とは相互移行的で，表裏一体の関係にあるといわれており，適切な治療を施さないと栄養障害に陥り，死に至る場合がある。
　なぜ，若い女性に摂食障害が多いのであろうか？
　病因としては，心理社会的，文化的，行動学的，遺伝的な要因や生育歴などの多くの要因が複雑に絡んでいるといわれている。直接のきっかけは，自発的なやせ願望とストレスが主である。
　理由としては，①若い女性に多い痩身志向，②よい子でないと落ちこぼれるというストレス，③女性としての生き方についての迷いなど，さまざまな心の葛藤が，感受性の鋭い女性の場合には最も身近な食事を通して現れてくるのであろう。ストレスの多い社会に，自立できないまま放り出された女性の心のSOSといわれている。本人は，摂食障害の病気意識がなく，危険感に乏しい。
　改善方法としては，食行動調査を実施し，異常を早期に発見することや，摂食障害の状況に陥った背景に目を向けそれを改善して行くことが重要である。また，家族とサポートのあり方を相談することが必要である。

IV 食事文化の伝承の意義とその活動

1．人間の暮らしに対する認識を育てることにある

　文化とは形だけでなく精神が重要である．最近では，行事食など伝承が少なくなり，伝承の調理技術が忘れつつある．これは，調理技術の実践という行動が支えるといわれるが，家庭で行事食を作る機会が著しく減少している．先人達からの調理技術などの継承や調理科学的に食事文化を進展させることも必要である．

2．食器・器具は芸術性を高める

　美しい食器に盛り付けられた料理を食べることは，食事をより一層楽しくする．料理の盛り付け技術も美の表現である．主な日常的な食器・器具を区分し，下記に示した．
① 陶磁器の技術や色彩，模様，形は人々の要求に応えて発達する．
② ナイフ，スプーン，箸などの食具にも機能的で美しいデザインが追求されている．
③ 漆器・竹製品・硝子器など食具として用いる．

3．食の環境美を高める

　食べる場所へのこだわりが，食卓などの調度品や室内装飾の美を創造する．これらが，楽しい食卓の演出にもつながる．
　食文化継承の活動支援は，①ボランティア活動などにおける取り組み，②学校給食の郷土料理や行事食などの積極的な導入やイベントの活用，関連情報の収集と発信，③知的財産立国への連携などがある．

V 世代をつなぐ食育

　近年の社会は"心の時代"といわれ，人々の心を結ぶ「食と健康」をテーマに，全ての人が健康で，幸せな日々を送り，生活の質（QOL）を高めることができることにある．
　食の専門家としての役割は，人が提供された食事を安心して，おいしく楽しく食べられるように，お互いに信頼関係を築かなければならない．そのためには，幼児から高齢者までを対象にそれぞれ

の多様性の存在を認め，自身の豊かな感性を育む学習が不可欠である。また，食事には2つの役割が備わっている。第1としては，食事を食べる人の健康を維持・増進し，疾病の予防・治療に必要な栄養素を過不足なく提供するという栄養学的側面の役割がある。第2としては，食事が喫食者の食習慣や食文化を満たし，おいしく楽しく食べることでQOLや社会性を高める側面の役割がある。食育が目指す視点がここにあると推察する。

食育推進では，友人の仲間・趣味の仲間，乳幼児から高齢者の各施設やボランテイア活動への支援など，地域社会での身近な人々が「共に作り，共食する」ことに取り組んで行くことにより，家庭・地域・友人・学校が連携し一体となり，食育を通しての「いのちの教育」が可能となる。そして，国民一人ひとりが生涯を通じて健全な食生活が実現でき，食文化の継承や健康の維持・増進が図れるように自らが食について考え，適正な食習慣を形成し持続できるように，さまざまな知識と判断力を，楽しく身につけるための学習等の取り組みが必要である。

家庭では日常の生活リズムの向上，子どもの肥満予防の推進，望ましい食習慣や知識の習得，妊産婦や乳幼児に関する指導がある。

学校においては，栄養教諭を中核とした児童・生徒への食教育の取り組み，青少年およびその保護者に対する食育を推進することにある。また，各地域における日本型食生活の普及や啓発では，我が国は海に囲まれ四季折々の豊かな自然のもと，さまざまな食材に恵まれ，長い年月をかけて育んできた日本各地の食文化や，日本の気候風土に適した「米飯」を中心とした"日本型食生活"を次世代へ引き継いでいくことである。

それには「食育ネットワーク」を構築し，栄養教育の普及と，共に作り，共に食べる「心を育む」食教育が求められている。これらが，楽しい食卓にもつながるであろう。

さくいん

欧文

ABA	14
ADL	92
5-A-Day プログラム	14
BSE	13, 23
B型肝炎ウイルス（HBV）	117
C型肝炎ウイルス（HCV）	117
DHA	17
EU	15
IFG	113
IGT	113
JAS	23
JAS法	22
KAPモデル	59
KYBモデル	59
NPO運動	38
PEM	95
QOL	98, 107
SCT	58

あ・う

愛知県食育推進会議	69
悪性新生物	116
アジア救済連盟	37
アメリカ人のための食生活指針	14
新たな食料・農業・農村基本計画	26
アルツハイマー型認知症	119
胃がん	117
１型糖尿病	113
一般成分	17, 20
癒しのホルモン	55
インスタント食品	37
咽頭期	95
インド料理圏	31
運動	125

え・お

エアロ資金	37
栄養アセスメント	91, 99
栄養教育	2
栄養教育プログラム	90
栄養教諭	5, 84
栄養教諭制度	5
栄養ケアマネジメント	99
栄養補助食品	96
エクササイズ	127
嚥下	94
嚥下食ピラミッド	101, 103
おいしさ	143
オペラント学習理論	58

か

介護	99
介護食	99, 100
介護保険法	99
外食	7
懐石料理	34
会席料理	35
介入授業	64
過食症	151
片麻痺	104
学校栄養職員	73
学校給食	69
学校菜園	75
学校昼食プログラム	14
学校朝食プログラム	14
学校保健委員会	72
ガリオア資金	37
環境負荷の低減化	28
環境保全型農業	28
観察学習	58
間食	58
肝臓がん	117
冠動脈性心疾患	115
がん予防のための食生活14か条	120
がんを防ぐための12か条	120

き・く

給食だより	79
饗応膳	33
境界型	113
行事食	12, 40
狭心症	115
郷土料理	12, 40, 75
虚血性心疾患	115
拒食症	151
空腹時血糖異常	113
くも膜下出血	116
グリコーゲン	57
グルメブーム	37

け

結果予期	58
欠食	57
ケの食事	40
ゲル化剤	104
健康づくりのための運動基準2006	123, 124
健康づくりのための運動指針2006	123, 124
健康日本21	110, 116, 117
言語的説得	59

こ

口腔期	95
高血圧	113
高脂血症	110
行動変容	87
────段階	90
────段階モデル	87
高尿酸血症	114
効力予期	58
高齢化	92
孤食	149
子食	149
個食	149

戸食	149
小食	150
粉食	150
骨粗鬆症	119
こども野菜クラブ	144,146
コレステロール	17
コンポスト化	29

さ・し

サプリメント	37
3色食品群	136
3大食事作法	32
三度食	34
子宮がん	118
自己監視法	59
自己効力	58
──感	88
自己調整機能	59
脂質異常症	110
試食会	78
自助食器	106
卓袱料理	34
児童	54
地場産物	82
社会的学習理論	58
社会的認知理論	58
主運動	130
授乳・離乳の支援ガイド	43,44
旬	39
循環型社会形成推進基本法	29
準備運動	130
準備期	94
障害者	100
精進料理	35
脂溶性ビタミン	96
情動的喚起	59
上半身肥満	110
食育	1,2,13
食育基本法	1,2,13
食育講演会	80
食育推進計画	3,69
食介護	103
食介護支援チーム	107
食事教育	2

食事と運動と健康に関する世界戦略	15
食事バランスガイド	139
食生活指針	139
食生活実態調査	70
食道がん	113
食道期	95
食道楽	1,13
食の外部化	28
食品の流通	28
食品表示	22
食品表示連絡協議会	22
食品リサイクル法	29
植物性食品	20
食文化の伝承	75
食物アレルギー	77
食物繊維	20,36
食物養生法	13
食料・農業・農村基本計画	26
食料自給率	12,25
心筋梗塞	115
神経性食欲不振症	151
神経性大食症	151
腎臓がん	119
身体活動	124
心拍数	129

す

膵臓がん	118
睡眠ホルモン	56
ストレッチング	130
スローフード	15,38

せ

生活活動	125
生活習慣病	11,109
成功体験	58
成人病	109
生体機能成分	19,22
成長ホルモン	55
生徒	54
青年期	86
整理運動	131
摂食機能	99

摂食障害	106
セトロニン	55
セルフモニタリング	59,91
セレクト給食	77
先行期	94
禅宗	33
蠕動運動	95
前立腺がん	118

そ

総合的な学習の時間	60
痩身志向	10
増粘剤	104
咀嚼	56,94
咀嚼・嚥下困難者用食品	100
咀嚼困難者用食品	100
ソフト食	101
祖父母学級	80

た・ち

ダイエットデザインハウス	137
体験活動	74,81,82
大腸がん	117
耐糖能異常	113
代理体験	59
体力測定	129
脱水症	95
胆道がん	118
チーム栄養	14
地産地消	27,82
中国料理圏	31
朝食	57

つ〜と

痛風	114
手洗い	48
デザイナーフーズ・プログラム	121
手食	32
手づかみ食べ	46
典座教訓	33
糖尿病	112
動物性食品	17
トレーサビリティー	23

な

内臓脂肪型肥満	110
内臓脂肪症候群	114
ナイフ・フォーク・スプーン食	32
中食	7

に

2型糖尿病	113
肉食禁止	36
二度食	34
日本型食事	25,38
日本型食生活	9,57,91
乳がん	118
人間形成の基盤	44
妊娠糖尿病	113
認知症	119

の

脳機能障害	104
脳血管障害	115
脳血管性認知症	119
脳梗塞	99,116
脳出血	116
脳卒中	99

は・ひ

バイオマス	29
肺がん	117
バイキング給食	78
箸食	32
早寝・早起き・朝ごはん	57,70
ハレの食事	40
ビタミン	21
必須脂肪酸	96
ヒトパピローマウイルス	118
肥満	110
肥満指導	76
微量成分	17,21
ピロリ菌	117
敏感期	87

ふーほ

ファーストフード	37,38
フードガイド	138
フードディフェンス	147
フードマイレージ	27
赴粥飯法	33
普茶料理	34,35
平均寿命	92
ペルシャ・アラブ料理圏	32
偏食	55
膀胱がん	119
補助運動	130
本膳料理	34

ま行

マイピラミッド	14
麻痺	99
味覚の形成	54
ミネラル	22
虫歯	58
6つの基礎食品群	136
6つの「こ食」	149
メタボリックシンドローム	11,114
メッツ	127
メディカルチェック	129
メラトニン	55
モデリング	58

や行

やわらか食	101
ユニセフ資金	37
ユニバーサルデザインフード	101
養護教諭	73
ヨーロッパ料理圏	31
4つの食品群	136
4大主食文化	31
4大料理圏	31

ら行

離乳期	46
料理教室	79

〔編著者〕

木村 友子　元椙山女学園大学教授
西堀 すき江　東海学園大学教授

〔著　者〕（五十音順）

加賀谷 みえ子　椙山女学園大学准教授
桑野 稔子　静岡県立大学准教授
佐々木 弘子　聖徳大学教授
辻 とみ子　名古屋文理大学教授
内藤 通孝　椙山女学園大学大学院教授
林 紫　愛知県栄養教諭・学校栄養職員研究協議会
原 知子　神戸山手短期大学准教授
藤井 恵子　日本女子大学准教授
堀田 千津子　鈴鹿医療科学大学准教授
松井 元子　京都府立大学大学院准教授

事例で学ぶ食育と健康

2008年（平成20年）6月30日　初版発行
2012年（平成24年）8月30日　第2刷発行

編著者　木村 友子
　　　　西堀 すき江
発行者　筑紫 恒男
発行所　株式会社 建帛社 KENPAKUSHA

112-0011　東京都文京区千石4丁目2番15号
TEL　（03）3944-2611
FAX　（03）3946-4377
http://www.kenpakusha.co.jp/

ISBN 978-4-7679-0377-4　C3047
Ⓒ　木村・西堀ほか，2008
（定価はカバーに表示してあります）

中和印刷／愛千製本所
Printed in Japan

本書の複製権・翻訳権・上映権・公衆送信権等は株式会社建帛社が保有します。
JCOPY 〈(社)出版者著作権管理機構 委託出版物〉
本書の無断複写は著作権法上での例外を除き禁じられています。複写される場合は，そのつど事前に，(社)出版者著作権管理機構（TEL03-3513-6969，FAX03-3513-6979，e-mail：info@jcopy.or.jp）の許諾を得て下さい。

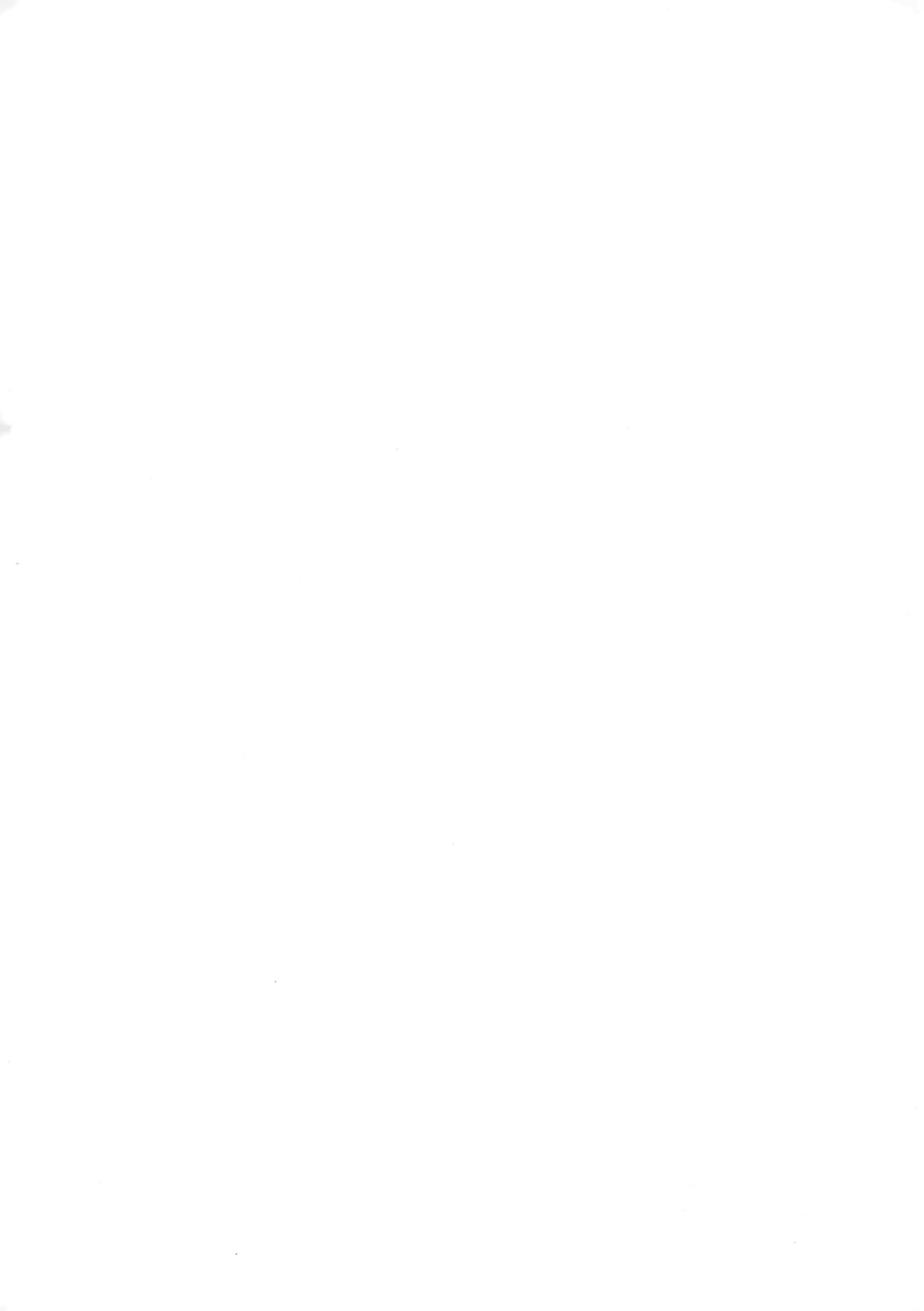